Lüse Weilai Congshu

本丛书编委会

原英群　于　始◎编著

绿色未来丛书

食品安全：
全球现状与各国对策

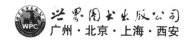

世界图书出版公司

广州·北京·上海·西安

图书在版编目（CIP）数据

食品安全：全球现状与各国对策/《绿色未来丛书》
编委会编 . —广州：广东世界图书出版公司，2009. 10（2024.2 重印）
（绿色未来丛书）
ISBN 978 – 7 –5100 – 1053 –8

Ⅰ. 食… Ⅱ. 绿… Ⅲ. 食品卫生 – 问题 – 研究 – 世界
Ⅳ. R155. 5

中国版本图书馆 CIP 数据核字（2009）第 169512 号

书　　　名	食品安全：全球现状与各国对策
	SHI PIN AN QUAN　QUAN QIU XIAN ZHUANG YU GE GUO DUI C
编　　　者	《绿色未来丛书》编委会
责任编辑	程　静
装帧设计	三棵树设计工作组
出版发行	世界图书出版有限公司　世界图书出版广东有限公司
地　　　址	广州市海珠区新港西路大江冲 25 号
邮　　　编	510300
电　　　话	020-84452179
网　　　址	http://www.gdst.com.cn
邮　　　箱	wpc_gdst@163.com
经　　　销	新华书店
印　　　刷	唐山富达印务有限公司
开　　　本	787mm×1092mm　1/16
印　　　张	13
字　　　数	160 千字
版　　　次	2009 年 10 月第 1 版　2024 年 2 月第 7 次印刷
国际书号	ISBN　978-7-5100-1053-8
定　　　价	49.80 元

"光辉书房新知文库"

总策划/总主编:石　恢

副总主编:王利群　方　圆

本书作者

原英群　于　始

序：蓝色星球　绿色未来

　　从距离地球 45000 公里的太空上回望，我们会发现，地球不过是一个蓝色小球，就像小孩玩耍的玻璃弹珠。但就是这么一个"蓝色弹珠"，却养育了无数美丽的生命，承载着各种各样神奇的事物。人类从这个小小的星球中诞生，并慢慢成长，从茹毛饮血、刀耕火种的时代一步步走来，到今天社会文明、人丁旺盛、科技发达，都有赖于这个小小星球的呵护与仁慈的奉献。

　　当人类逐渐强大，有能力启动宇宙飞船进入太空，他却没有别的地方可去，因为到目前为止，人类只有一个地球，只有一个家园。

　　地球上有两种重要的色彩，一个是蓝色，一个是绿色，蓝色是海洋，绿色覆盖大地，在太空看地球是蓝色，生活中却是绿色环绕，这两种色彩覆盖着地球的大部分表面；原始生命从海洋中孕育，在森林中成长，经过漫长的进化造就人类，有了水和植物，再通过光合作用，提供生命活动所不可缺少的能源，万物因此获得生机，地球因此成为人类的家园。但是，人类在和以绿色植物为主体的自然界和谐相处数百万年后，危机出现了，由于人类活动的加剧，地球上的绿色正在快速地消失。

　　在欲望和利益的驱使下，在看似精明、实则愚蠢的行为下，令人忧心的事情一再发生。森林被砍伐；河流变黑变臭；城市总是灰蒙蒙、空气中弥漫着悬浮颗粒物和二氧化硫；耕地一年比一年减少、钢筋混凝土建筑一年比一年增多；山头或寸草不生、农田或颗粒无收；臭氧层空洞、冰川融化、酸雨浸蚀；野生动物灭绝的消息不断传来、食品安全事件层出不穷……绿色的消失既是事实，也是象征，病变、震撼、全球污染、地球生病了，地球在哭泣。

近年来，无数的数据和现象都在逼近一个问题，人类贪婪无度，地球不堪重负，人类已经走到一个紧要关头，生存还是毁灭？

如果我们再次来到太空回望地球，你能想象它失去蓝色的样子吗？一个没有水的星球，可能是火星、木星、土星，但绝不是地球。同样，人类能失去绿色吗？失去绿色的星球，将不再是人类的家园。

从现在开始，我们可以改变以往的观念，而接纳新的绿色思维——人不能主宰地球，而是属于地球；我们应更多地学习环保先锋、追随环保组织，参与绿色行动；我们不仅关注国家社会，还关注身边的阳光、空气和水，关注明天是否依然；在日常生活中，从我做起，知道与做到节约型社会的良好生活习惯。也许你认为自己所做的一切微不足道，但每个人的努力都是宝贵的，留住一片绿色，地球就多一片生机；增添一份绿色，人类就增添一份希望。

如果有机会来到太空，眺望这个美丽的蓝色星球，你会有怎样的愿望？

许它一个绿色的未来！

中华人民共和国环保部副部长

前　　言

　　走进超市，你可能无法获知散装食品的保质期；到了集贸市场，你可能并不知道肉、禽是否经过了检验？据报道，我国每年因食物中毒报告例约为 2 万～4 万人，因食物不安全给人们造成的心理恐慌逐年蔓延。2004 年我国安徽省曝出阜阳"大头娃娃"劣质奶粉事件，震惊全国。随后，"苏丹红"事件、PVC 保鲜膜致癌事件、含孔雀石绿水产品、雀巢奶粉碘含量超标、食品包装袋苯超标、福寿螺事件、猪肉瘦肉精超标、含三聚氰胺的奶粉等一系列食品安全事故频发。食品，在人们的第一印象里，似乎已经逐渐远离了营养美味这些因素，而是跟有毒、劣质、掺假、危险这样的字眼联系到了一起。

　　不但在我国，食品安全目前已经成为全球关注的问题。英国的疯牛病、法国的李斯特氏菌病、比利时的二噁英……这一系列在世界范围内屡屡发生的大规模食品安全事件，让全世界的菜篮子充满了摇摇欲坠的不安全感。食品安全问题的发生不仅使所在国经济上受到严重损害，还影响到消费者对于政府的信任，乃至威胁社会的稳定和国家安全。

　　随着国际食品贸易不断增长，各国都采取了相应措施，在负责食品安全的各级部门和机构的监管下，制定了严格的食品安全技术法规和标准，对食品安全提出了越来越高的要求，这些措施很大程度上保障了我们的餐桌安全，但是我们能够做的事情应该远远不止眼前这些。西方发达国家和地区，如美国、欧盟、日本等，对于食品安全方面的监管有很多地方值得我们借鉴，但是我们也应看到，大多数措施是在国家内部或者区域间实施，而要适用于全球还存在着很大的阻碍和困难。另外，我国的食品安全监管措施也是在不断地提高和进步中，其中仍有很多不完善的地方需要进一步得到改进。

本书为读者介绍目前全球食品安全现状，包括导致食品不安全的各种因素，"从田间到餐桌"食品生产的各个环节，并对可持续的饮食健康略作探讨。此外，各国对于食品安全的应对措施在书中也有详细的体现。通过阅读此书，希望读者能对食品安全产生一定的认识，并关注身边的食品安全，对日常生活起到很好的警示指导作用，也为从事食品安全工作的相关单位和人员提供一点借鉴。

目　录

第一章 食品恐怖：全球食品安全拉响警报

食品恐怖——这可不是个开玩笑的名词，而是已经变成一个亟须面对的现实困境。食品恐怖，这并不亚于传统恐怖主义的危险正在包围着作为消费者的我们每一个人。

食品恐怖袭击变化多端、无处不在、此起彼伏，而公众对食品的需求是刚性需求，永远暴露在食品恐怖袭击的威胁之下。对人体有害的物质和微生物种类成千上万，一旦具有降低成本的功用，立刻就可以变成食品恐怖袭击的武器。于是，一方是明知道食品如炸弹也不得不食用的公众，另一方是随时随地都能制造各种"食品炸弹"而且不乏食品恐怖主义动机的食品经营者，两方每天发生无数次接触，使食品恐怖袭击正在这个世界上频繁发生。

一、餐桌上正充满危险

忙碌了一天，肚子早就唱响了"空城计"，你正满心期待着一顿美味的大餐。但是，请等一下，别以为餐桌上摆放的食物，正如你眼睛所见的那样光鲜亮丽，色香味俱全，也许里面正隐藏着你看不见的危险！

美国资深记者尼科尔斯·福克斯曾以一本《美食与毒菌：食物链

受污染的惊人真相》向我们揭示了看上去丰盛营养的餐桌背后令人触目惊心的事实:"疯牛病"与"克雅氏病"相关,日本蔬菜沙拉受到大肠埃希氏杆菌的严重污染,墨西哥湾牡蛎遭遇毒物侵染……在书中,尼科尔斯·福克斯惊呼,人类正在失去对食物供应链的控制,水果、鸡蛋、肉类、汉堡包、冰激凌等最普通的日常食品在生产的每一道工序中都可能受到污染而置人于死地!

这些并非只是遥远的美国往事。从尼科尔斯·福克斯的这本书出版到现在,越来越多的食品安全事件一次又一次冲击着人们脆弱的神经,食品安全问题正成为公众视野中一个日渐喧哗的话题,有人甚至用"食品恐怖"这样的字眼来形容。这些看不见的"恐怖分子"无时无刻不对我们的餐桌发起袭击,毁掉我们对于食品健康和膳食营养的信仰。2004 年 12 月,美国卫生及公共服务部部长托米·汤普森(Tommy Thompson)离任时说了这么一句惊人的话:"我一辈子都想不通为什么恐怖分子居然不攻击我们的食品供应,因为这轻而易举。"简单地说,美国全国约有 210 万家农场、90 万家餐馆、11.5 万家食品加工厂、3.4 万家超市,美国这条巨大的流动迅速的食品供应线是极为诱惑恐怖主义的目标。1986~2000 年 12 月期间,英国发现了约 18 万宗疯牛病个案。在 1992 年疯牛病发生的高峰期,发现的个案超过 3.7 万宗。1998 年,比利时爆发"二噁英污染鸡事件",人们发现饲养母鸡的饲料中的二噁英超过允许限量约 200 倍,有的鸡体内二噁英含量高于正常限量的 1000 倍。

从中国的情况来看,这个"正在由主要解决食物供需安全问题转向主要解决食品质量安全问题"的国度，也正遭受着"食品恐怖"的威胁，这些威胁来自四面八方，防不胜防。

1. 来自农药的威胁。中国居民在日常膳食中的各类农药摄入量，往往数十倍于美国、日本、欧盟等发达国家。仅农药六六六的摄入量标准，中国就是美国的 84 倍、日本的 15 倍。据统计，有 38% 的农产品有害物残留量超过国家规定的标准，部分地区蔬菜农药超标比例高达 80%。

2. 来自造假的威胁。2003 年，安徽阜阳发现 30 多种蛋白质含量几乎为零的劣质奶粉，阜阳周边农村地区的 100 多名婴儿在吃了这种"空心奶粉"之后，变成四肢短小、身体瘦弱、脑袋偏大的大头娃娃，12 名婴儿死于这种奶粉造成的重症营养不良。

3. 来自制造、加工、包装过程中的各种不安全因素的威胁。以避孕药喂养的黄鳝，以硫黄熏制的竹笋，以"吊白块"方法生产的粉丝，粪坑边晾晒的豆腐皮，敌敌畏浸泡的火腿，含有大量防腐剂的鸡翅凤爪……仅饲料添加激素一项造成的危害，就已使得中国女孩月经初潮由 20 年前的平均 14 岁左右提早至现在的 10 岁左右。更有资料显示，中国人的生育能力已经降低，每 8 对夫妻就有 1 对不育。中国男性平均精子数仅有 2000 多万个，相比 20 世纪 40 年代 6000 多万个的平均数减少了 60%。

4. 来自食品原料本身的威胁。就在 2 年前，大多数中国人还对转基因食品毫无所知，但以上海消费者朱燕翎和雀巢公司为主角的一场诉讼很快将它推到台前。人们立刻意识到，转基因食品不再是看似远离日常生活的高科技成果，它早已无声无息无标识地成为色拉油、豆制品等日常食品的原料成分。

现在，我们身处在一个被农药和毒物戕害的世界。由于生物链交叉感染，致病的因素几乎残留在我们所有的食物中——猪肉和牛肉里有激素，水果含有防腐剂，鱼被水银污染，鸡和鸡蛋里又有致癌物质……天哪，那么我们今晚吃什么？

二、近年中外重大食品安全问题事件回顾

• 1996 年英国"疯牛病"：该年 3 月，英国政府宣布新型克雅氏症患者与疯牛病有关，整个英国乃至欧洲"谈牛色变"，在随后的短短几个月中，欧盟多个国家牛肉销量下降了 70%。英国先后宰杀约 400 多万头牛，损失高达 30 亿英镑。2001 年，疯牛病在法国、德国、比利时、西班牙等国相继发生，欧盟各国牛肉及其制品销售遭受重创。

• 1999 年比利时"二噁英"污染：比利时维克斯特饲料公司把被二噁英污染的饲料出售给上千家欧洲农场和家禽饲养公司，造成欧盟生鲜肉类和肉类深加工产品重大污染，致使包括美国在内的许多国家禁止从欧盟进口肉类产品。同年，比利时、卢森堡、荷兰、法国数百名儿童因喝了受污染的罐装可口可乐而出现严重不适症状，四国政府下令将所有正在销售的可口可乐下架。

• 2000 年初法国"李斯特杆菌"：法国卫生部门在本国古德雷食品公司生产的熟肉酱和猪舌中发现李斯特杆菌，这次危机涉及全国 19 个省，导致至少 9 人死亡，其中包括 2 名新生儿。

- 2001年9月欧洲"口蹄疫"：英国和爱尔兰等国相继爆发口蹄疫，危机持续了11个月，欧盟国家肉类市场全面萎缩，饲养户和商场损失惨重。

- 2003年中国"金华火腿"案：浙江金华市的3家火腿生产企业在生产"反季节腿"时，为了避免蚊虫和生蛆，在制作过程中添加了剧毒农药敌敌畏。

- 2004年中国"阜阳奶粉事件"：由于出售没有营养的劣质奶粉，导致被喂食儿童出现夭折或严重营养不良症（俗称"大头娃娃"），该事件使我国启动了整个食品行业的安全工程。

- 2004年中国"陈化粮事件"：当年全国10多个省市粮油批发市场陆续发现国家粮库淘汰的发霉米在市场销售，虽然价格比一般大米便宜逾三成，但含有可致肝癌的黄曲霉素。

- 2005年"苏丹红事件"：当年英国食品标准署向消费者发出食用含有添加苏丹红色素食品会致癌的警告，随即我国政府展开拉网式普查，发现我国可能含有苏丹红的进口食品或原料多达618种，其中包括部分在我国销售的肯德基、亨氏产品。次年我国市场上又发现含苏丹红的"红心鸭蛋"及辣椒面。

- 2006年英国巧克力含"沙门氏菌"：世界著名巧克力食品企业英国吉百利公司的清洁设备污水污染了巧克力，致使42人因食用被沙门氏菌污染的巧克力而中毒，公司紧急在欧盟和全球范围内召回上百万块巧克力。

- 2008年中国"三鹿奶粉事件"：起因于全国各地陆续收治婴儿

泌尿系统结石患者骤然增多，后经查实为石家庄三鹿集团生产的婴幼儿配方奶粉受三聚氰胺污染所致，之后国内多家奶粉企业均被检出三聚氰胺。

● 2008 年爱尔兰生猪受二噁英污染：该年 12 月 6 日，爱尔兰政府通报说，爱尔兰食品安全局在一次例行检查中发现被宰杀的生猪遭到二噁英污染，所含二噁英成分是欧盟安全标准上限的 80~200 倍，一些猪肉可能已出口到包括美国和中国在内的 25 个国家。

三、食品安全，我们都应当知道的概念

上文所列出的食品安全事件，只是近年爆发的此类事件的"冰山一角"，却暴露了现在食品在我们的餐桌上所扮演的尴尬角色。食品的本质是可以食用的安全食物，如果食物连安全性都保障不了，那么营养性等其他因素也就失去意义和价值了，因此"食品安全"成为当今世界一个非常重要的话题。

1. 什么是食品安全

世界卫生组织（WHO）在 1996 年对食品安全给出的定义为：对食品按其原定用途进行制作和食用时不会使消费者受害的一种担保，它主要是指在食品的生产和消费过程中没有达到危害程度的一定剂量的有毒、有害物质或因素的加入，从而保证人体按正常剂量和以正确方式摄入这样的食品时不会受到急性或慢性的危害，这种危害包括对摄入者本身及其后代的不良影响。

经过学界的研究发展，目前食品安全的含义有三个境界：

（1）食品数量安全

即一个国家或地区能够生产民族基本生存所需的膳食需要，要求人们既能买得到、买得起生存生活所需要的基本食品。食品数量的安全问题在任何时候都是世界各国、特别是发展中国家所需要解决的首要问题，目前国内外对食品数量安全的研究多为粮食的安全供给问题。

（2）食品质量安全

指提供的食品在营养、卫生方面满足和保障人群的健康需要，食品质量安全涉及食物的污染、是否有毒，添加剂是否违规超标、标签是否规范等问题，需要在食品受到污染界限之前采取措施，预防食品的污染和遭遇主要危害因素侵袭。

（3）食品可持续安全

这是从发展的角度要求食品的获取要注重生态环境的良好保护和资源利用的可持续性。在合理利用和保护自然资源的基础上，确定技术和管理方式，确保在任何时候都能持续、稳定地获得食品，使食品供应既能满足现代人的需要，又能满足人类后代的需要。在不损害自然的生产能力、生物系统的完整性或环境质量的情况下，达到所有人随时能获得保持健康生命所需要的食品。以合理利用食品资源、保证食品生产可持续发展为特征。在食品的生产和消费过程中，食物安全的可持续发展不仅是生态问题，也是地区、国家乃至世界的经济问题，甚至也是政治问题。

目前世界上，还有很多地方的食品安全停留在食品数量安全的阶段。根据联合国粮农组织公布的数据，1964年，撒哈拉以南非洲地区的粮食总产量为3200万吨，而粮食总需求量为3300万吨，缺口只有100万吨。到1999年，这一缺口达到1500万吨，面临饥饿威胁的人口达到1.94亿。据预计，该地区的粮食缺口到2015年将进一步扩大至2500万吨，受到饥饿威胁的人口将增加到2.05亿。对于广大的非洲人来说，生产足够的粮食仍然是他们首先需要面对的问题。然而对于世界上大多数地区的人们而言，"吃饱之后，吃好之前"，才是目前考虑的食品安全的主要方面，即主要是从食品质量安全的层面考虑的。当然，我们也应把目光放的更为长远一些，在努力保障我们目前食品安全的情况下，关注食品的可持续发展也是件任重道远的事情。

2. 理想的安全食品

针对目前所面临的食品安全情况，安全食品（safe food）这一概念也应运而生。关于这一概念，目前我国有的学者定义为：食品的生产、加工、运输等过程符合安全食品所规定的技术要求，食品中安全指标（主要指重金属污染物、非重金属、无机污染物、有机污染物等在食品中的残留量）达到安全食品标准规定的食品。具体来讲，作为理想的安全食品应当包含如下几个方面的含义。

（1）卫生方面的安全性

即安全食品被人食用后不应因食品中存在某些有毒有害因素而对食用者及其后代产生任何威胁或风险。如果一种食品不管其营养多丰富，感官性能多好，只要其中含有有害于人体健康的成分就不是安全食品。如"三鹿毒奶粉"事件，就是因为奶粉中含有对人体有害的三聚氰胺而导致许多婴儿生病，甚至死亡。

（2）营养方面的安全性

安全食品应能满足人体对营养素的需要，即食品所含的营养素从种类到含量上都要符合人体的需要。如"阜阳奶粉案"并不是其中含有有毒有害物质，而关键是其中蛋白质等营养素含量过低，与其包装标签不符，误导了消费者，以致造成严重的食品安全事故。

（3）环境方面的安全性

作为安全食品还应符合"可持续发展"原则，在其资源开发利用上不得对生态平衡有负面影响；其生产加工过程及废弃物（如包装物）不得对环境造成污染，不对生态系统造成破坏。

（4）经济方面的安全性

在目前情况下，安全食品的生产成本及价格较普通食品要高，这无疑对安全食品生产及消费带来不利影响，这就要求人们必须采取有效措施来解决这一问题，降低生产成本和销售价格，避免因经济原因使某些消费者消费不起安全食品，否则，安全食品便无任何意义。

此外，一种食品是否为安全食品，必须经有资质的权威机构认定，未经认定的食品难以确认其安全性。

综上所述，安全食品应该是指生产过程和产品质量均符合消费者和社会的要求并经权威部门认定，在合理食用方式和正常食用量的情况下不会对消费者健康产生威胁的食品。

从目前对食品生产的许可条件和要求情况、对产品的品质和卫生要求的严格程度、对生产投入品的使用要求情况，以及生产对生态和环境的影响程度等方面来看，安全食品可分为常规食品、无公害食品、绿色食品、有机食品，且安全级别依次升高。

（1）常规食品

常规食品（conventional food）是指在一般生态环境和生产条件下生产和加工的产品，经县级及其以上卫生防疫或质检部门检验，达到了国家现行粮食、食品卫生标准的食品或已通过食品质量安全认证（即 QS 认证），取得"食品生产许可证"的食品。不符合上述要求的所谓食品则不属于安全食品的范畴。常规食品是目前我国大众消费的主要对象，估计约占整个食品消费量的90%以上，也是我国农业和食品加工业的主要产品。

（2）无公害食品

目前对无公害食品（free-pollutant food）有广义和狭义两种理解，广义的无公害食品包括有机食品、绿色食品和狭义的无公害食品。狭义的无公害食品是指在良好的生态环境条件下，生产过程符合规定的无公害食品生产技术操作规程，产品不受农药、重金属等有毒、有害物质污染，或有毒、有害物质控制在安全允许范围内的食品及其加工产品。无公害食品属于大众化消费的、较好的安全食品，在我国需经省级以上农业行政主管部门认证，允许使用无公害农产品标志。这将是我国今后一定时期内农业和食品加工业的主流产品。

（3）绿色食品

绿色食品（green food）并非指"绿颜色"的食品。自然资源和生态环境是食品生产的基本条件，由于与生命、资源、环境相关的事物通常冠之以"绿色"，为了突出这类食品出自良好的生态环境，并能给人们带来旺盛的生命活力，因此将其定名为"绿色食品"。它是指遵循可持续发展原则，按照特定生产方式生产，经专门机构认定、许可使用绿色食品标志，无污染、安全、优质、营养类的食品。"遵循可持续发展原则"，是指对绿色资源的开发利用既要满足现代人的需求，又不以损害后代人满足需求的能力为原则。"按照特定生产方式生产"，是指在生产、加工过程中按照绿色食品的标准，禁用或限制使用化学合成的农药、肥料、添加剂等生产资料及其他可能对人体健康和生态环境产生危害的物质，并实施"从农场到餐桌"全程质量控制。这是绿色食品工作运行方式中的重要部分，同时也是绿色食品质量标准的核心。"经专门机构认定"，绿色食品的生产与加工过程及产品必须经过国家有关部门认证认可。"许可使用绿色食品标志"是指未经注册人（中国绿色食品发展中心）许可，任何单位和个人不得使用绿色食品标志。"无污染、安全、优质、营养"是绿色食品的质量特征。"无污染"是指在绿色食品生产、加工过程中，通过严密监测、控制，防范农药残留、放射性物质、重金属、有害生物等对食品生产各个环节的污染，以确保绿色食品产品的洁净。绿色食品的优质特性不仅包括产品的外表包装水平高，更重要的是内在质量水准高；产品的内在质量又包括内在品质优良和营养价值及卫生安全指标高两个方面。

绿色食品分为 A 级和 AA 级两类。AA 级绿色食品的标准要求：生产地的环境质量符合《绿色食品产地环境质量标准》，生产过程中不使用化学合成的农药、肥料、食品添加剂、饲料添加剂、兽药及有害于环境和人体健康的生产资料，而是通过使用有机肥、种植绿肥、作物轮作、生物或物理方法等技术，培肥土壤、控制病虫草害、保护或提高产品品质，从而保证产品质量符合绿色食品产品标准要求。

A 级绿色食品的标准要求：生产地的环境质量符合《绿色食品产地环境质量标准》，生产过程中严格按绿色食品生产资料使用准则和生产操作规程要求，限量使用限定的化学合成生产资料，并积极采用生物学技术和物理方法，保证产品质量符合绿色食品产品标准要求。

（4）有机食品

有机食品（organic food）是指生产环境未受到污染，生产活动有利于建立和恢复生态系统的良性循环，在原料的生产加工过程中既不使用农药、化肥及生长激素类等化学合成物质，不采用转基因技术及其产品，也不采用其他不符合有机农业原则的技术与材料，通过有机食品认证、使用有机食品标志、可供食用、符合国际或国家有机食品标准的农产品及其加工产品。有机食品是一类真正无污染、纯天然、高品位、高质量的安全食品。

根据我国目前的实际情况，考虑食品安全的相对性、安全食品量和经济方面的安全性，实行常规食品、无公害食品、绿色食品和有机食品不同安全级别的安全食品并存，强制生产常规食品，扩大无公害食品生产，以保证广大消费者的需要，鼓励开发生产绿色食品和有机食品，以满足相对富裕消费者的需要。

此外，我国市场上目前尚有一部分经国家有关有资质的检验或认证机构认定其质量符合国家现行食品卫生标准，但不属于上述几类的食品，可称其为普通食品。随着我国对食品质量与安全监督管理的加强，这类食品将逐渐退出市场。

第二章　三思而食：威胁食品安全的隐形杀手

从目前发生的食品安全事件来看，造成食品不安全的因素多种多样。有些食品天然含有毒素，由于误食或者烹饪不当，引起食用者的食物中毒；而食品中的病原微生物所引起的食源性疾病也是造成食品不安全的一个重要隐患；随着食源性病毒的传播日益广泛，疯牛病、禽流感这一类潜在食物内的病毒已经不仅仅在一个国家内部传播，而是在整个世界范围内都造成严重影响。另外还有诸如重金属、农药化肥、添加剂、违法包装材料等引起的食品安全问题，将在下一章详细介绍。

一、威胁食品安全的隐形杀手一：有毒动植物食物

很多食物都是有毒的，如果不了解相关的知识，很容易误食这些有毒的动植物，而对人体的健康造成危害。有毒动植物食物中毒是指误食有毒动植物或食用方法不当而引起的食物中毒。包括：①有毒植物中毒，如毒蘑菇、四季豆、发芽马铃薯、鲜黄花菜等；②有毒动物组织中毒，如河豚、贝类、动物甲状腺及肝脏等。如果误食了这些含有毒素的动植物食物，将对我们的身体健康产生严重的威胁。这些食物的毒素在体内的潜伏期较短，一般在数十分钟至十多小时，少数也

有超过 1 天的，发病率和病死率较高，但与有毒动物和植物种类的不同而有所差异。对于我们每个人来说，多了解相关知识，是保证我们饮食健康和食品安全的负责态度。

1. 植物性中毒

植物性中毒一般因误食有毒植物或有毒的植物种子，或烹调加工方法不当，没有把植物中的有毒物质去掉而引起。最常见的植物性食物中毒为四季豆中毒、毒蘑菇中毒；可引起死亡的有毒蘑菇、马铃薯、黄花菜、曼陀罗、白果、苦杏仁、蓖麻籽、生豆浆、桐油等。植物性中毒多数没有特效疗法，对一些能引起死亡的严重中毒，尽早排除毒物对中毒者的预后非常重要。

（1）未煮熟透四季豆

2006 年 6 月 13 日，安徽蒙城县万佛塔水泥厂职工集体午餐后，有 72 名职工先后出现恶心、呕吐、腹泻等症状，其中 70 名职工被紧急送往医院治疗。蒙城县当地卫生防疫部门在对病人呕吐物样品等化验后，发现了氰等毒素，通过比对中午职工所食的四季豆，最终确认产生中毒的原因是四季豆未加热熟透。生的四季豆，包括菜豆角、扁豆含皂苷和血球凝集素，由于皂苷对人体消化道具有强烈的刺激性，可引起出血性炎症，并对红细胞有溶解作用。此外，豆粒中还含有红细胞凝集素，具有红细胞凝集作用。如果烹调时加热不彻底，豆类的毒素成分未被破坏，食用后会引起中毒。通常四季豆中毒是在食用后30 分钟~5 小时内出现不适反应。中毒主要表现为恶心、呕吐、腹泻、腹痛、头晕和头痛等，体温一般正常。

正确烹调四季豆，是预防中毒的有效措施。先去除含毒素较多的菜豆两头和豆荚及老菜豆，充分加热，彻底炒熟；四季豆中所含的皂素在加热100℃或经30分钟以上加热后可破坏毒性，烹调加工时必须煮熟、炒透。最好采取炖煮的方法，炒前必须先用开水充分加热。炒时不能急火快炒，不要贪图脆嫩和节省时间。用大锅加工四季豆更要注意翻炒均匀、煮熟焖透，使四季豆失去原有的生绿色和豆腥味。而一旦发现中毒，有呕吐不止，造成脱水，或有溶血表现，应及时送往医院治疗。

（2）来历不明的毒蘑菇

2007年8月，河北省文安县和承德县近日相继发生自采误食毒蘑菇中毒事件，已造成24人中毒，其中2人死亡。毒蘑菇又称毒蕈，由于某些毒蕈的外表与无毒蕈相似，常因误食而引起中毒。毒蕈的种类较多，其主要有毒成分为毒蕈碱、阿托品样毒素、溶血毒素、肝毒素、神经毒素等约150余种毒性很大的毒素。因食入毒蕈所含的毒素种类和分量不同，且患者体质、饮食习惯也不一样，故毒蕈中毒的症状也比较复杂，临床表现各异。我国所见的毒蕈约有80余种，分布范围很广，以毒性很强的红色捕蝇蕈及白帽蕈为多见，误食者死亡率甚高。

掌握毒蘑菇与普通蘑菇的形态特征，提高辨别毒蘑菇的能力，是防止毒蘑菇中毒的有效措施。不随意采集野外蘑菇使用，尤其对一些色泽鲜艳，形态美丽的蘑菇应避免食用。发生毒蘑菇中毒时要及时送医院救治。

（3）发芽的马铃薯

薯类尤其是马铃薯，含有一种叫龙葵素的有毒物质，龙葵素对胃肠道有较强的刺激性和腐蚀性，对中枢神经系统有麻痹作用，并对红细胞有溶解作用，可引起溶血。通常每100克马铃薯含龙葵素5~10毫克，不会引起中毒。但当马铃薯发芽或表皮变黑绿色后，龙葵素的含量可大大增加，每100克马铃薯所含龙葵素可高达500毫克，尤其以外皮、幼芽、芽孔及溃烂处为多，多数人一次性食入0.2~0.4克龙葵素即可引起中毒。发芽马铃薯中毒的潜伏期短者为30分钟，长者达3小时，临床表现首先出现消化道症状，咽喉部及口腔有烧灼感和痒感，上腹部有烧灼样疼痛，继而出现恶心、呕吐、腹泻、偶有血便。严重者多次呕吐后可发生脱水、酸碱失衡、血压下降和体温升高，并出现头痛、头晕、昏迷、瞳孔散大、全身痉挛、呼吸困难等症状，甚至可以导致死亡。

在储存马铃薯时，应放在低温、无直射阳光照射的地方，防止其发芽；不吃栽培马铃薯植株残留的原薯块和薯体上赘生的仔薯；不购买、不食用已发芽、有青皮或黑绿色的马铃薯；用马铃薯做菜肴时，应削皮、制熟、煮透；不提倡爆炒和凉拌的烹调法，提倡炖煮法。

（4）新鲜的黄花菜

新鲜黄花菜也称金针菜，为贪口感新鲜、甜美，近年来部分消费者喜欢买回刚刚采摘下来的新鲜黄花菜打汤、清煮。但事实上，新鲜黄花菜中含有秋水仙碱毒性成分，它在体内被氧化为二秋水仙碱，其对消化系统、泌尿系统均有强烈的刺激作用，对神经系统则有抑制作用。中毒重的则可损伤肾脏，出现血尿、尿闭，它能使脊髓及延脑麻痹，如发生上行性麻痹，在一二天内因呼吸麻痹而死亡。临床表现为恶心、呕吐、腹痛等，食用加工不当的鲜黄花菜后，短者 12～30 分钟，长者 4～8 小时就会发病。

为预防黄花菜中毒，烹饪前应先用水充分浸泡 30 分钟；在加工鲜黄花菜时要注意不能直接炒，必须在开水中煮透，煮软后挤出水分，然后再用清水漂洗几次炒食。另外，最好食用干制黄花菜。可将鲜黄花菜蒸熟后晒干，食前用水泡开，再进一步加工食用。

（5）惑人的曼陀罗

2006 年 6 月底，上海市的一名 3 岁小朋友小军，接过伙伴们递来的一颗鲜绿色的果实。小军食用后没多久，家长发现其精神开始恍惚，反应慢，脸色潮红，而且浑身发热，立即将他送到上海儿童医学中心，此时小军已经神志不清，并伴有中度的抽搐。经了解，小军误食的植物是曼陀罗的果实。幸好发现及时并得到妥善治疗，目前患儿小军已恢复神志。

曼陀罗为一年生草本植物，如白花曼陀罗、洋金花等，多生长于田间、沟旁、道边、河岸等处。其全株均有毒，毒性物质为山莨菪碱、阿托品及东莨菪碱等。有报道误食其果实 3 粒即中毒。误食曼陀罗植物的种子、浆果或幼苗而引起的食物中毒，症状以神经系统异常为主。中毒的临床表现类似阿托品中毒。潜伏期短者 20 分钟，长者 3 小时，多为 1 小时左右。症状先有唇干口渴，嗓子发苦，吞咽困难，声音嘶哑，皮肤干燥潮红、发热；继而有头晕、瞳孔散大、视力模糊，甚至幻听幻视；严重者心率加快、躁动不安、血压不稳、惊厥、昏迷，甚至会因呼吸衰竭而死亡。

对于误食曼陀罗中毒的救护措施为催吐和洗胃，迅速清除毒物，减少体内吸收；解毒治疗可皮下注射毛果芸香碱，也可皮下注射水杨酸毒扁豆碱，对症治疗主要是针对神经系统症状和呼吸系统症状。

（6）危险的白果

白果，又称银杏，可以炒食，也可入药，有祛痰止咳的作用。但因其有毒，故食之过多或者生吃，可引起中毒。因白果果肉中含有白果酸，果仁中含有白果二酚和白果酸，被人体吸收后，可作用于神经系统，致使中枢神经先兴奋后抑制，并引起末梢神经障碍，刺激胃肠黏膜引起各种病变。对于食用白果的中毒症状，轻者只表现为神情呆板、反应迟钝、食欲不振等，病人可很快自愈；重者早期多先恶心、呕吐、腹痛、腹泻、头晕、头痛，继而出现烦躁不安，精神恐惧，有时惊叫，有时痴呆，频繁抽搐，体温升高，有的病人可有惊厥，并可发生肢体强直，皮肤发紫，瞳孔散大或缩小，角膜反映消失；病情严重者，可有意识丧失转为昏迷、呼吸困难，或肺水肿，脉率不稳，微弱而乱，出现充血性心力衰竭，由于末梢神经功能障碍，下肢可发生轻瘫或完全性弛缓性瘫痪。当体温下降时，多预兆病情转危，若继续恶化，病人可在 1～2 日内死于呼吸或循环衰竭。潜伏期短者 1 小时，长者 12 小时。一般年龄愈小，中毒几率愈高。幼儿生食白果 5～10 粒就会引起中毒，10 粒以上可致死。2005 年 1 月 13 日，江苏省镇江市第一人民医院儿科连续收治了数名因食用白果而中毒的儿童，这些孩子中，最小的 1 岁，最大的也只有 8 岁，来院时都出现了不同程度的恶心呕吐、抽搐等食物中毒症状。其中一名 7 岁的女孩仅食用了 5 颗白果即发生休克。经过医护人员的及时有效救治，这些孩子先后脱离了危险。

由于白果中毒者多为儿童，因此学校和家长应当对小朋友多做宣传教育工作，告诉他们不要生吃白果。即使是制作熟的白果也不能多吃，最好以不吃为安全。

（7）苦杏仁

苦杏仁属于含氰苷果仁，包括桃、枇杷、樱桃的核仁，都含有毒性物质苦杏仁苷和苦杏仁苷酶。苦杏仁苷遇水后，在苦杏仁苷酶的作用下，分解为氢氰酸、苯甲醛和葡萄糖，而氢氰酸是引起中毒的罪魁祸首。氢氰酸离子被吸收入血吼，可随血流到达人体的各个组织，抑制细胞色素氧化酶活性，使细胞不能呼吸，引起组织缺氧，并首先作用于延髓中枢，引起兴奋，继而引起延髓及整个中枢神经系统抑制，并因呼吸中枢麻痹而死亡。苦杏仁中毒量，成人生食 40~60 粒，小儿生食 10~20 粒，致死量约 60 克。

如发现有误食苦杏仁中毒的现象，轻者，尽快用筷子或压舌板刺激咽喉部催吐；口服绿豆汤进行解毒。重者，心跳停止者应立即胸外心脏按压；立即吸入亚硝酸异戊酯 0.2 毫升，每隔 5~16 分钟吸一次；血压下降者用肾上腺素皮下注射 0.5~1 毫克，呼吸困难者及时吸氧并人工呼吸；肌肉注射尼可刹米 0.375 克；速送医院。

（8）野生蓖麻籽

2003 年，成都市锦江区琉璃乡江家堰小学多名学生以为吃蓖麻可以防治非典，2 名男学生在上学途中从路边的野生蓖麻树上摘来许多蓖麻子，散发给同学们。学生们吃了从野外摘来的生蓖麻，结果 25 人出现呕吐、腹泻等中毒症状，另外 10 名吃过少量蓖麻的学生在家接受观察。

蓖麻籽含蓖麻毒素、蓖麻碱和蓖麻血凝素 3 种毒素，以蓖麻毒素毒性最强，1 毫克蓖麻毒素或 160 毫克蓖麻碱就可致成人死亡，儿童生食 1～2 粒蓖麻籽可致死，成人生食 3～12 粒可导致严重中毒或死亡。蓖麻籽对胃肠黏膜有刺激作用，使血细胞凝集和产生溶血，导致肝、肾坏死和神经麻痹。食用蓖麻籽的中毒症状为恶心、呕吐、腹痛、腹泻、出血，严重的可出现脱水、休克、昏迷、抽风等症状，如救治不及时，2～3 天会出现心力衰竭和呼吸麻痹，引起死亡。目前对蓖麻毒素无特效解毒药物。

（9）生豆浆

豆浆是一种营养丰富的传统食品，深受百姓喜爱，而且被许多地方列为学生饮食必需品。然而因喝豆浆等豆制饮料而中毒的事件在全国各地均有发生。2003 年 3 月 19 日，辽宁省海城市当地 8 所小学的 4000 多名学生课间饮用了区教委推荐的豆奶引起中毒反应，截止 2003 年 4 月 11 日中午，共有 2500 多名学生出现了腹痛、头晕、恶心等不良反应，造成严重的社会影响。原来，大豆中含有胰蛋白酶抑制素、细胞凝集素、皂素等物质，这些有毒物质比较耐热，如果加热不彻底，毒素没有被破坏，饮用后可导致中毒。豆浆在沸腾之前会起很多泡沫，有人往往误认为豆浆已经煮开而停止加热。豆浆中毒的潜伏期很短，一般为 30 分钟 ~ 1 小时，主要表现为恶心、呕吐、腹胀、腹泻，可伴有腹痛、头晕、乏力等症，一般不发热，严重者可以引起脱水和电解质紊乱。

预防豆浆中毒的根本方法就是把豆浆彻底煮开后再饮用。需要提醒的是，当把豆浆加热到一定温度时，豆浆开始出现泡沫，此时豆浆还未煮开，应适当减小火力继续加热至泡沫消失、豆浆沸腾，然后再持续加热 5 ~ 10 分钟，这样豆浆就彻底煮熟了，饮用就不会发生中毒。若豆浆量较大或较稠，加热时一定要不断地搅拌，使其受热均匀，防止烧煳锅底。另外，市场上销售的豆粉，出厂前已经过高温加热处理，饮用用豆粉冲的豆浆不会中毒。

（10）桐油

油桐又名三年桐、五年桐、桐树。其果实榨出的油称为桐油。主要有毒成分为桐子酸及异桐子酸，对胃肠道有着强烈的刺激作用，并可损害肝、肾。榨油后的桐油饼所含毒苷，毒性大于桐油。桐油的色、味与一般食用植物油相似，曾发生多起粮店将桐油误当食油出售，造成误食而引起急性或亚急性中毒。中毒表现为，食用 30 分钟 ~ 4 小时后出现口渴、胸闷、头晕。多数患者有全身无力、厌食、恶心、呕吐、腹痛、腹泻、多为水样便。严重者会便血、四肢麻木、呼吸困难及肝脏、肾脏损伤。发病较慢者可有发热。

对于桐油中毒的患者来说，急性中毒病情轻者，可大量饮服糖开水或淡盐水。中毒较重者，应立即催吐、洗胃、导泻，洗胃可用温开水，导泻可用硫酸镁。洗胃后给鸡蛋清或牛奶、米汤内服，以保护胃

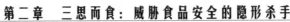

黏膜。而急性中毒者应立即停止食用含桐油的食物，并送往医院输液、治疗。

2. 动物性中毒

食入动物性中毒食品引起的食物中毒即为动物性食物中毒。动物性中毒食品主要有两种：将天然含有毒成分的动物或动物的某一部分当作食品；在一定条件下产生了大量的有毒成分的可食的动物性食品。近年发生较多的动物性食物中毒主要是河豚中毒，其次是鱼胆中毒、有毒贝类中毒、动物肝脏中毒等。

（1）河豚中毒

民间流传有"冒死吃河豚"，以及"无毒不美味"的说法，意思就是河豚味美虽有毒，冒着生命危险也要尝一尝，更有报道显示，日本人河豚中毒病死率为61.5%。

河豚是一种海洋鱼类，全球共有100多种，我国约有40种，河豚的毒性是由其体内的河豚毒素引起的。河豚毒素主要有河豚毒和河豚酶为非蛋白质神经性毒素，对中枢神经系统和末梢神经均有麻痹作用。人食用含河豚毒素的鱼不仅有胃肠道的刺激作用，毒素被吸收后还可迅速作用于神经末梢和神经元，选择性阻断细胞膜对钠的通透性，阻碍神经传导，致使神经麻痹。最初是感觉神经麻痹，继之运动神经发生麻痹，严重者脑干麻痹，可导致呼吸衰竭。河豚毒素还能抑制心肌细胞的兴奋性，导致心律失常。不同性别、不同鱼体部分以及不同季节，河豚所含毒素的量有所不同。一般来说，卵巢和肝脏含毒素量最多，故毒性也最大，其次是肾脏、血液、眼、鳃和鱼皮等处。多数品种的新鲜洗净的鱼肉可视为无毒。但鱼死后再贮藏一段时间，鱼肉可染有毒素。春季为雌鱼的卵巢发育期，卵巢毒性最强，再加上肝脏毒性也在春季最强，所以春季最易发生河豚中毒，夏、秋季雌鱼产卵后，卵巢即退化而令其毒性减弱。食用河豚后的主要中毒症状表现为：初期面部潮红，头痛，剧烈恶心、呕吐，腹痛、腹泻，继而感觉神经麻痹，如嘴唇、舌体、手指麻木、刺痛，然后出现运动神经症状，如手、臂、腿等处肌肉无力，运动艰难，身体摇摆，舌头麻木，语言不清，甚至因全身麻木而瘫痪。严重者可血压下降、心动过缓、呼吸困难，以至因呼吸衰竭而死亡。

河豚中毒的最好疗法是清洗和排除胃肠道中的毒素，并马上进行人工辅助呼吸，具体的救护措施：①立即引吐或用 1:5000 高锰酸钾溶液或清水洗胃，若无腹泻者可予 50% 硫酸镁口服，予以导泻。②静脉输液，辅以利尿剂，促进毒物排出，同时注意维持水、电解质及酸碱平衡。③拮抗毒素的毒性作用，可酌情予以 1% 盐酸士的宁 2 毫克，肌肉注射或皮下注射，也可选维生素 B_{12} 肌肉注射，均能拮抗河豚毒素的运动麻痹作用。给予阿托品能拮抗毒素对心脏的毒性作用。④对症治疗，应用升压药纠正毒素导致的血压下降、循环衰竭的毒性反应，以强心剂控制心衰竭。⑤早期河豚中毒，应用肾上腺皮质激素能改善机体的周身状况。⑥呼吸困难者予以吸氧，酌情应用可拉明或洛贝林等呼吸兴奋剂，出现呼吸肌麻痹者需及时采用呼吸机辅助呼吸。

我国的《水产品卫生管理办法》规定："河豚有剧毒，不得流入市场，应剔出集中妥善处理，因特殊情况需进行加工食用的，应在有条件的地方集中加工，在加工处理前必须先去除内脏、头和皮等含毒部位，洗净血污，经盐腌晒干后安全无毒方可出售，其加工废弃物应妥善销毁。"如果发现擅自经营、加工以及违法销售河豚及其制品的，消费者应及时向各级食品监督部门举报，各地各级食品监督部门也应加强对辖区内水产品经营单位的监督检查，发现违法销售河豚行为要依法严厉处罚。作为个人，我们都应为自己的身体健康着想，拒绝食用河豚。

（2）鱼胆中毒

误食鱼胆中毒的事例，在日常生活中也并不少见。大众普遍认为味苦的食物可以起到清热败火的作用，动物苦胆也成为大家易得的清热下火的良药。然而其中却存在着一个误区，苦口的不但并非全是良药，有时还可能成为"毒药"，食用鱼胆就存在着这样的健康隐患。草鱼、鲤鱼、青鱼、鳙鱼和鲢鱼等常见淡水鱼的胆均有毒，毒性物质是胆汁毒素，主要的成分是胆盐、氰化物和组胺。胆盐和氰化物可破坏细胞膜，使细胞受损伤，氰化物还能影响细胞色素氧化酶的生理功能。组胺物质可引起人体过敏反应。尽管目前鱼胆中毒的机制尚未完全清楚，但一般认为鱼胆汁毒素能引起脑、心、肾、肝等脏器的损害，严重的鱼胆中毒可致中毒者死亡。

鱼胆中毒的潜伏期为 $0.5\sim12$ 小时，主要症状表现为：腹痛（以脐周为主），恶心、呕吐、腹泻、大便呈水样或蛋花样，无脓血。肝区痛、黄疸、肝肿大等。可持续 1~2 个月。轻者出现尿成分变化，重者可出现少尿、浮肿、急性肾功能衰竭。另外可出现末梢型感觉及运动障碍，如唇、舌及四肢远端麻木、双下肢周围神经瘫痪。重者可抽搐、昏迷。伴有心动过速、心脏扩大、心衰及阿斯综合征。

发现鱼胆中毒的情况，应当尽快给鱼胆中毒者引吐或彻底洗胃，以利于清除毒物。加强保肝治疗，予以保护肝的药物如肝泰乐、维生素 C、复合维生素 B 族等。尽快进行血液透析，特别是肾功能不全时。做到对症治疗，可予以输液、利尿、碱化尿液等。若鱼胆中毒引起组织器官继发性损害可表现为多器官功能障碍或衰竭综合征，除加强综合治疗外，早期应用大剂量肾上腺皮质激素，待病情稳定后减为维持量，有助于改善和保护脏器的功能。

（3）有毒的贝类

在一些国家的特定海域，一贯可食的贝类可突然被毒化，食用后即可引起中毒。可食贝类受毒化的原因与"赤潮"有关，"赤潮"即海水中出现变色的红斑，伴有海洋动物的死亡，是某些单细胞藻类在海水中迅速繁殖，大量集结而成，贝类摄食有毒的藻类，其本身不中毒，而有聚集和蓄积藻类毒素的能力，人们食用后即可引起食物中毒。毒贝类有毒部位主要是肝脏和胰腺。从毒化的贝类中可检测出的毒素种类可达 10 余种，其毒性多以神经麻痹作用为主。

毒贝类中含有的毒素不同，中毒表现也各异，一般有以下几种类型：

①神经型。即麻痹性贝类中毒，引起中毒的贝类有贻贝、扇贝、

蛤仔、东风螺等，它们的含毒成分主要是哈蚌毒素。潜伏期5分钟～4小时，一般为0.5～3小时。早期有唇、舌、手指麻木感，进而四肢末端和颈部麻痹，直至运动麻痹、步态蹒跚，并伴有发音障碍、流涎、头痛、口渴、恶心、呕吐等，严重者因呼吸麻痹而死亡。死亡通常发生在病后的2～12小时内，死前意识清楚。患者如24小时后仍活，一般预后良好。

②肝型。引起中毒的贝类有蛤仔、巨牡蛎等，有毒部分为肝脏。潜伏期12小时～7天，一般24～48小时。初期有胃部不适、恶心、呕吐、腹痛、疲倦，亦可有微热，类似轻度感冒。初期还常常有粟粒大小出血斑，红色或暗红色，多见于肩胛部、胸部、上臂、下肢等。齿龈、皮下亦可出血。重者可有呕血、阴道出血、黄疸、肝功能异常，甚至发生急性肝萎缩、意识障碍或昏睡状态，预后不良，多有死亡发生。

③日光性皮炎型。此型由食泥螺而引起。泥螺俗称土贴、黄泥螺、麦螺、梅螺等。潜伏期1～14小时，一般3小时。初起面部和四肢的暴露部位出现红肿，并有灼热、疼痛、发痒、发胀、麻木等感觉。后期可出现瘀血斑、水疱或血疱，破溃后引起感染。可伴有发热、头痛、食欲不振。

预防贝类毒素中毒的措施有以下几种：①严控被赤潮污染的贝、螺类海产品上市买卖，避免群体性食后中毒。②绝对不要购买被赤潮污染的贝、螺类等海产品食用。③食用贝类海产品前要浸养于清水中一段时间，并定时更换清水，使贝类自行排出体内的毒素。④每次进食贝类不要过量，并避免进食其内脏、生殖器及卵子。⑤加工时要彻底烹煮达至沸点，以减低微生物污染所造成的风险。⑥进食贝类后若出现中毒症状，应立即前往临近医院就医，并将剩余的食物留作调查及化验之用。在食用 6 小时内尽快进行催吐、洗胃和导泻是治疗的关键，可以大大减少毒素的吸收并减轻中毒的症状。

（4）动物肝脏

2004 年 11 月中旬家住内蒙古自治区乌兰浩特市的张某夫妇和孩子及朋友一起食用了狗肝，3 ~ 10 小时后，陆续出现了头痛、头晕、恶心等症状，张某家人认为是感冒，于是就近到医院进行治疗。两日后，4 人均出现脸部脱皮现象，医生用药后不见缓解，并且逐步蔓延到四肢躯干。张某怀疑是食物中毒，遂向市卫生防疫站报告。乌兰浩特市防疫站立即派出卫生监督人员进行流行病学调查，通过食品检验，排除了种种疑点，同时查阅了大量相关资料，确定因为过量食用肠肝引起维生素 A 中毒，及时建议其到医院进行对症治疗。

动物肝脏富含维生素 A，每克可达数千至上万单位，大量摄入时，便可发生维生素 A 中毒，主要是维生素 A 的代谢产物维 A 酸或其衍生物在体内堆积所致。成人一次摄入维生素 A 50 万单位，即可引起中毒。也有人认为鲨鱼肝、鳕鱼肝含有多种神经毒素及鱼油毒，可损害神经系统，是引起中毒的又一原因。动物肝脏引起的中毒潜伏期0.5 ~ 9 小时。中毒表现为恶心、呕吐、腹痛、腹泻、口渴、头痛、头晕及乏力、皮肤灼热、潮红、畏寒、心动过速、眼结膜充血、视物模糊。发病后 2 ~ 3 日，口唇周围开始出现鳞屑状脱皮，并向面部、四肢、躯干发展，重者有脱发。如发现中毒情况，必要时催吐、洗胃、口服泻剂，促进排泄。也可以静脉补给5%葡萄糖盐液，并给予维生素C、B族维生素等药物；皮炎重者可酌用糖皮质激素。

在日常饮食中，要"限量食用"狼、狗、海豹、鲨鱼等维生素A含量较高的动物肝脏，其他的动物肝脏，一次也不宜食用过多。

（5）动物甲状腺

据新华网北京2007年2月14日报道，卫生部公布"2006年查处的10个食品卫生典型案件"，其中包括河南省查处的周口市育新街西段育新冷库无证销售猪喉头肉导致食物中毒案。周口市育新街西段育新冷库销售的含有甲状腺素的猪喉头肉引起63人食物中毒。该冷库未取得卫生许可证非法进行食品经营，周口市卫生局依法对该冷库处以罚没款74080元的行政处罚。

动物甲状腺中毒主要是猪、牛、羊甲状腺中毒，尤其是猪甲状腺中毒最为常见。甲状腺是一种内分泌腺，可以分泌激素促进机体的新陈代谢和正常发育，猪的甲状腺在气管与喉头连接处的下方，左右各一小块，中间相连。中毒是由于吃了未摘除甲状腺的猪喉头气管，或猪血脖肉（颈口肉）所致，也有误食摘下供制药用猪的甲状腺而中毒。一般认为食用甲状腺3克以上即可引起中毒。

发病多数在食后12~48小时，也有长达3~4天再发病。开始为头痛、头昏或眩晕，失眠、无力、四肢酸痛、关节疼痛，中毒轻者只有头晕、无力、体重减轻，1周左右即可恢复。重者可出现心跳、多汗、恶心、食欲不振、手震颤以及精神症状，如时哭时笑，也可有狂躁或抑郁等症状，重症病人 2~3 周后才逐渐恢复。如发生中毒，应及时到医院治疗。

预防中毒应在牲畜宰杀时，摘除甲状腺并集中处理作药用或废弃。在吃血脖肉时，应仔细检查气管两侧的腺体是否已摘除，最好不要将多量血脖肉集中食用，以免中毒。甲状腺中的甲状腺素对热很稳定，要加热到 600℃ 以上时才破坏，故普通烹调加工方法不能有效地破坏毒素，需要熟煮透后再食，防止中毒。

在购买的时候也应注意识别。在购买个体出售的畜肉时，不要误买或者误食带有甲状腺体的喉管，即气管上方，分左右两侧成对腺体。猪甲状腺体一般长 4~5 厘米，宽 2~3 厘米，位于猪气管上端。

(6) 蜂蛹及蚕蛹

我国部分地区的居民喜将马蜂蛹或蚕蛹经油炸烹炒后食用，因进食过多或食用变质蛹，可致急性中毒。蛹内含蛋白质丰富，也含有肽类胆碱及酶类等，但所含有毒成分不详。急性中毒主要侵犯消化和中枢神经系统，蚕蛹中毒所致中枢损害，尚可能与变态反应相关。

食蜂蛹中毒潜伏期 2~4 小时，食蚕蛹中毒的潜伏期数小时至 1 周不等。中毒开始表现为恶心、呕吐、腹泻和腹痛等症状，呕吐物为胃内容，有时呈咖啡色，腹泻为稀水便，有时也解血性黏液便或咖啡色稀水便，同时常伴头昏、头痛和全身麻木等，其后可突然发生意识障碍及抽搐，并出现眼球震颤，舌肌震颤，步态蹒跚等，抽搐呈阵发性，发作时手足痉挛，面呈苦笑面容，眼球固定，瞳孔缩小，呼吸困难，面色青紫，意识不清，每次历时 15~30 分钟，数小时后可再发作，发作过后呼吸急促、困难或不规则，神志可呈恍惚状态，大喊大叫，有的持续意识不清，可伴大小便失禁、心律失常及休克。脑电图检查呈高度或中度异常。

如发现有食用蜂蛹及蚕蛹的中毒现象的话，数小时至 1 天内发病者应予催吐、洗胃和导泻作排毒处理；补液、利尿以利毒素排出，并补充水与电解质，防治失水及电解质、酸碱平衡失调。蜂蛹及蚕蛹中毒无特效解毒治疗，主要为对症和支持治疗，消化道刺激症状可给阿托品 0.5～1 毫克作皮下或肌肉注射，必要时重复使用。制止抽搐是对症治疗中的关键，可参阅中毒性脑病有关内容治疗。如发病与变态反应因素相关，则应短程使用大剂量糖皮质激素治疗。

二、威胁食品安全的隐形杀手二：食品中的微生物

在自然界中微生物及其毒素、寄生虫和虫卵等几乎无处不在，而食品很容易受到它们的污染，引起人类食源性疾病。

1. 真菌及其毒素

真菌广泛分布于生活环境中种类极多，长久以来人们就利用真菌酿造食品，工业农业、饮食、卫生等部门也利用真菌进行生产加工，或治疗疾病，造福于人类但是也有很多种真菌对动、植物和人类危害极大，不仅寄生可以致病而且食入可致中毒。由于食入霉变食品引起的中毒叫做真菌性食物中毒（fungous food poisoning），近年来这方面的报道渐多，有些是急性中毒，死亡率极高；有些是慢性中毒，可发

生癌变。目前已引起全世界的广泛重视。

目前发现能引起人和动物中毒的霉菌代谢产物，至少有 150 种以上，常见的产毒性真菌有曲霉菌属、青霉菌属、镰刀菌属、麦角菌和穗状葡萄球菌等，其中最常见的、研究最多的是黄曲霉毒素，其他如展青霉素、猪曲霉素、岛青霉素及杂色曲霉素等也引起人们的注意。真菌毒素一般能耐高温，无抗原性，主要侵害实质器官。它们对机体除了引起不同部位发生急性中毒作用外，某些毒素还具有致畸、致病、致突变的三致作用。真菌毒素其他作用还包括：减少细胞分裂，抑制蛋白质合成，抑制 DNA 和组蛋白形成复合物，影响核酸合成，抑制 DNA 的复制，降低免疫等等。这些毒素根据其作用部位，一般分为肝脏毒、肾脏毒、神经毒和其他毒等四种类型。

（1）肝癌凶手：黄曲霉素

1960 年英国的一家养鸡场，在短短的几个月中突然死掉了 10 万只火鸡。这些火鸡都患有同一种疾病：先是食欲不振，不吃东西，后是羽翼下垂，头向后仰，昏睡而死。解剖时发现，其肝脏均坏死出血，经多方研究分析，证明在死亡的火鸡中有 80% 发生在伦敦周围 80 ~ 100 英里（1 英里 = 1.6093 千米）内，与伦敦一工厂供应的商品饲料有关。饲料中含有由巴西进口的花生粉，据调查巴西花生受过含黄曲霉素腐叶土的污染，从而含有黄曲霉毒素。同年，美国一艘从爱达荷州运输孵育鳟鱼的船，在加利福尼亚海岸被扣，许多鳟鱼患肝癌死亡，研究表明它们也与黄曲霉毒素有关。1960 年我国广西省科学工作者用霉花生、玉米喂大鼠，诱发大鼠肝癌也获成功。

玉米、稻谷、花生、果仁等粮食和坚果很容易被黄曲霉菌核曲霉侵染，从而受到这些霉菌产生的黄曲霉毒素的污染。黄曲霉毒素有 B_1、B_2、G_1、G_2、M_1 等 20 多种，其中以黄曲霉毒素 B_1 的毒性最大，产量最高，在食品卫生监测中，主要以黄曲霉毒素 B_1 为污染指标。1992 年我国部分省市对粮油食品的黄曲霉毒素 B_1 调查结果，以花生的污染率最高。黄曲霉毒素可造成动物的急性中毒是出血，胃肠失调，包括急性肝坏疽、肝硬化和肝癌在内的肝损伤，甚至死亡。黄曲霉毒素是目前发现的最强的化学致癌物质。据统计它比二甲基亚硝胺诱发肝癌能力大 75 倍，可见黄曲霉毒素直接威胁着人类的健康。1974 年印度境内 200 个村庄曾爆发黄曲霉毒素中毒性肝炎，397 人发病，106 人死亡。非洲的乌干达是肝癌的高发区，有专家对这里出产的大米、麦类、高粱、花生进行了鉴定分析，证实其中含有黄曲霉毒素。还有专家在肯尼亚某地区对 40 万人所食用的食物中的黄曲霉毒素进行测定，表明黄曲霉毒素的摄入量与肝癌的发病率成正比。

　　黄曲霉毒素除污染粮食等食品外，也有污染干果类及奶品的。我国医学科学院的研究人员在新疆哈萨克族食管癌高发区对饮食的分析鉴定证明：食管癌与喝变质酸奶和霉变的酸奶疙瘩有关。黄曲霉毒素与亚硝胺还有协同致癌作用。当食物发霉后，二级胺、亚硝酸盐、硝酸盐的含量就明显地增加。

　　如果发现有黄曲霉毒素引起的中毒现象，应立即停止摄入有黄曲霉毒素污染的食物，同时进行补液、利尿、保肝等支持疗法，重症病人按中毒性肝炎治疗。

在日常生活中，我们应当做到不吃发霉的食品，对污染的粮食用水反复搓洗，冲去悬浮物，作加碱、高压处理，破坏毒素。

（2）水果里的展青霉素

许多青霉能产生展青霉素，它们主要生长在水果上。这种毒素会引起动物的胃肠道功能紊乱和各种不同器官的水肿和出血，对人体的危害也很大，可导致神经、呼吸和泌尿等系统的损害，使人神经麻痹、肺水肿、肾功能衰竭，并有致癌作用。扩展青霉和展青霉的生长和产毒素的温度范围很宽，为 0℃～40℃，最佳温度为 20℃～25℃，最适产毒的 pH 范围是 3～6.5。

据实验取样结果表明，距离腐烂部分 1 厘米处看似正常的苹果中，仍可检验出展青霉素等毒素。因此为了健康，吃水果要选择表皮色泽光亮、肉质鲜嫩、有香味、新鲜的水果。如略有小斑或少量虫蛀，应用刀挖去腐烂虫蛀处及其周围超过 1 厘米处的好果部分；如霉变腐烂或虫蛀面积达到或超过水果的 1/3，应果断弃之，以防后患。水果每次要少买，尽量吃新鲜的。如需储藏，要视水果的水分、肉质不同，放在冰箱内或用纸箱存放于阴凉通风处。发现腐烂、霉变（水果表皮有黑、绿、灰、白、黄等各色霉菌生长）或有异味的水果要及时去除，以免污染其他好果。食用前要用安全、无毒的水果消毒剂洗净，清水反复冲洗，或洗后削皮食用，避免表皮微生物及残留农药的污染。

（3）镰刀菌属

镰刀菌能产生植物刺激素（赤霉素），可使农作物增产；有些种可产生纤维酶、脂肪酶、果胶酶等；还有些种可产生毒素，污染粮食、蔬菜和饲料，人畜误食会中毒；镰刀菌也能侵染多种经济作物，引起水稻、小麦、玉米、蚕豆、蔬菜等的赤霉病。谷物中存留镰刀菌的有毒代谢产物赤霉病麦毒素，可引起人畜中毒。我国的麦类赤霉病每3～4年有一次大流行，一般因为麦收以后吃了受病害的新麦，也有因误食库存的赤霉病麦或霉玉米引起中毒的。赤霉病麦中毒的潜伏期一般为10～30分钟，主要症状有恶心、呕吐、腹痛、腹泻、头昏、头痛、嗜睡、流涎、乏力，少数病人发烧、畏寒等，症状一般在1天左右，慢的1周左右自行消失。2008年8月28日，黑龙江省克东县干丰镇兴国村一名村民用自产小麦加工面粉90千克，晚餐用该面粉做疙瘩汤全家6口人食用，20分钟后6人先后出现中毒症状。3～4小时后，症状相继缓解。次日早餐，用面粉做成面条，全家食用，又都出现中毒症状。食用者6人全部发病，较重者2人，潜伏期为20～40分钟，均出现恶心、呕吐、腹痛、腹泻、头晕、全身乏力和体温升高等症状。经克东县卫生防疫站的调查，原麦中赤霉麦含量高大80%左右，用剩余的面粉做汤喂狗和猪，30分钟后均出现呕吐等急性中毒症状。临床资料及流行病学调查确定中毒原因为赤霉病麦。

预防赤霉病粮中毒的关键在于防止麦类、玉米等谷物受到霉菌的侵染和产毒。主要措施有：①加强田间和贮藏期的防菌措施，及时脱粒、晾晒、降低谷物水分含量至安全水分；储存的粮食要勤翻晒，注意通风。②制定粮食中赤霉病麦素的限量标准，加强粮食卫生管理。③去除或减少粮食中病粒或者毒素。④不吃受到霉菌污染的面食。

（4）霉变甘蔗

甘蔗清甜可口，富含蔗糖和多种维生素，很受人们特别是儿童们的喜爱，但是近年来，因食用霉变甘蔗而中毒的事件有所增加。

霉变甘蔗中毒是指食用了保存不当而霉变的甘蔗引起的急性食物中毒。常发于我国北方地区的初春季节。这是因为甘蔗在不良条件下经过冬季的长期储存，到第二年春季陆续出售的过程中，霉菌大量生长繁殖并产生毒素，人们食用此种甘蔗即可导致中毒。特别是收割时尚未完全成熟的甘蔗，含糖量低，渗透压也低，有利于霉菌和其他微生物的生长繁殖。引起甘蔗霉变的主要是节菱孢属中的霉菌，它们污染甘蔗后可迅速繁殖，在 2~3 周内产生一种叫 3-硝基丙酸的强烈毒素，可损伤人的中枢神经系统，造成脑水肿和肺、肝、肾等脏器充血，从而发生恶心、呕吐、头昏、抽搐、大小便失禁、牙关紧闭等症状，严重时会产生昏迷，可因呼吸衰竭而死亡。

对于食用霉变甘蔗引起的中毒，目前尚无特殊治疗，在发生中毒后尽快洗胃、灌肠以排除毒物，并对症治疗。预防措施包括：①甘蔗必须成熟后收割，因不成熟的甘蔗容易霉变；②甘蔗应随割随卖，不要存放；③甘蔗在储存过程中应防止霉变，存放时间不要过长，并定期对甘蔗进行感官检查，已霉变的甘蔗禁止出售；④加强预防甘蔗霉变中毒的教育工作，教育群众不买不吃霉变甘蔗。

2. 细菌性污染

据国内外统计，在各种食物中毒中，以细菌性食物中毒最多。虽然全年皆可发生，但在夏秋两个季节发生较多，因为此时气温较高，微生物易于生长繁殖。细菌性食物中毒的患者一般都表现为明显的胃肠炎症状，其中腹痛、腹泻最为常见。

细菌性食物中毒可分为感染型食物中毒和毒素型食物中毒。凡人们食用含有大量病原菌的食物引起消化道感染而造成的中毒称为感染型食物中毒；凡人们食用由于细菌大量繁殖而产生毒素的食物所造成的中毒成为毒素型食物中毒。造成食物中毒的细菌很多，以美国为例，1977～1982 年发生的细菌性食物中毒情况如下表所示。

1977～1982 年美国发生的细菌性食物中毒情况

细菌名称	中毒件数	占总数的百分比
沙门氏菌	290	37
金黄色葡萄球菌	181	23
产气荚膜梭菌	1·10	14
肉毒梭菌	85	11
志贺菌	40	5
蜡样芽孢杆菌	31	4
空肠弯曲杆菌	17	2
副溶血弧菌	15	2
霍乱弧菌	6	0.8
大肠杆菌	4	0.6
耶尔森菌	4	0.6

除了上表所列的细菌以外，还有一些引起食物中毒的细菌也不能忽视，如变形杆菌、韦氏梭菌、假单胞菌、链球菌等。而且随着细菌种类和食品种类的增加，细菌性食物中毒事件也不断增加。

（1）沙门氏菌

沙门氏菌是细菌性食物中毒中最常见的致病菌。世界上最大的一起沙门菌食物中毒是 1953 年瑞典由吃猪肉所引起的鼠伤寒杆菌食物中毒，中毒 7717 人，死亡 90 人。我国则是 1959 年南宁市因吃鸡肉而发生的猪霍乱杆菌食物中毒为最大，中毒 1061 人；其次是 1972 年青海省同仁县因吃牛肉引起的圣保罗沙门菌中毒，中毒 1041 人。据世界卫生组织的报告，1985 年以来，在世界范围内，由沙门氏菌引起的已确诊的人类患病人数显著增加，在一些欧洲国家已增加 5 倍以上。在我国内陆地区，由沙门氏菌引起的食物中毒屡居首位。据资料统计，在我国细菌性食物中毒中，70% ~ 80% 是由沙门氏菌引起，而在引起沙门氏菌中毒的食品中，90% 以上是肉类等动物性产品。动物性产品中含有多种丰富的营养成分，非常适宜于沙门氏菌的生长繁殖，人们一旦摄入了含有大量沙门氏菌（$10^5 ~ 10^6$ 个/克）的动物性产品，就会引起细菌性感染，进而在毒素的作用下发生食物中毒。

由沙门氏菌引起的疾病主要分为两大类：一类是伤寒和副伤寒，另一类是急性肠胃炎。其中鼠伤寒沙门氏菌、猪霍乱沙门氏菌、肠炎沙门氏菌等是污染动物性产品，进而引起人类沙门氏菌食物中毒的主要致病菌。沙门氏菌污染主要来源于患病的人和动物及其带菌者，主要由其粪便、尿、乳汁以及流产胎儿、胎衣和羊水排出的病菌污染水源、土壤和饲料等，其中饲料和水源的污染是导致沙门氏菌传染的主要原因。各种饲料中均可发现沙门氏菌，尤其是动物性饲料（如鱼粉）中常见。

畜禽感染沙门氏菌可引起相应的传染病，如猪霍乱、鸡白痢等。一般情况下畜禽肠道带菌率比较高，当动物因患病、衰弱、营养不良、疲劳以致抵抗力降低时，肠道中的沙门氏菌即可经肠系膜淋巴结和组织进入血液引起全身感染，甚至死亡。例如，猪霍乱沙门氏菌可引起仔猪副伤寒，急性病例出现败血症变化，死亡率相当高。慢性病例产生坏死性肠炎，影响猪的生长发育。鸡白痢沙门氏菌，主要侵害雏鸡，引起败血症，可造成大批死亡。在成年母鸡则主要引起孵巢炎，可在卵黄内带菌而传给幼雏。

沙门氏菌通常是通过摄取受到动物粪便污染的食物进入人的体内。而一般容易受污染的食品主要是动物性食品，如牛肉、禽肉、牛奶、鸡蛋及其制品，食品也可能被已感染沙门氏菌的食品加工人员污染。受到沙门氏菌污染的食物在外形与味觉上与正常食物没什么两样，不过只要充分加热即可杀灭污染食品所含有的沙门氏菌。大多数感染沙门氏菌的人会在受到感染后的 12~72 小时出现腹泻、呕吐、发热和腹痛等临床症状，一般在 4~7 天内可以恢复。但如果病菌感染了淋巴腺并侵入血液的话，不及时采用抗菌素治疗就有可能引起死亡。沙门氏菌随同食物进入消化道后，摄入一定量以上才出现临床症状；如果摄入较少，即成为无症状带菌者。但对于儿童、老人和体弱者，较少量的细菌也能出现临床症状。尽管感染沙门氏菌的腹泻病人一般可以完全恢复，但胃肠功能要完全恢复正常可能要数月之久。少数感染沙门氏菌的病人可能会继发关节痛、眼炎和尿痛等症状。这种病症称为 Reiter 综合征。继发症状可以持续数月或数年，并可能导致慢性关节炎，很难治愈。

美国每年大约报告 4 万例沙门氏菌感染病例。但实际的感染人数可能要多 20 倍以上，因为许多轻型病人未能确诊。由于动物性食品常常容易受到沙门氏菌的污染，应注意不要食用生的或半生的鸡蛋、禽肉或畜肉；不要饮用生的、未经巴斯消毒的牛奶或其他奶制品；水果蔬菜等农产品食用前应彻底清洗；未经加热烹制的肉类食品应与水果、蔬菜、熟食和其他直接入口的食品分开存放。另外，接触动物的粪便后应及时洗手。因爬行动物携带沙门氏菌的可能性最大，接触后应立即洗手。

（2）大肠杆菌

1886 年 Escherich 从粪便中发现了大肠杆菌。在相当长的一段时间内，一直被当作正常肠道菌群的组成部分，认为是非致病菌。直到 20 世纪中叶，才认识到一些特殊血清型的大肠杆菌对人和动物有病原性，尤其对婴儿和幼畜（禽），常引起严重腹泻和败血症，它是一种普通的原核生物，是人类和大多数温血动物肠道中的正常菌群。但也有某些血清型的大肠杆菌可引起不同症状的腹泻，根据不同的生物学特性将致病性大肠杆菌分为 5 类：致病性大肠杆菌（EPEC）、肠产毒性大肠杆菌（ETEC）、肠侵袭性大肠杆菌（EIEC）、肠出血性大肠杆菌（EHEC）、肠黏附性大肠杆菌（EAEC）。

大肠杆菌为革兰阴性短杆菌，大小 0.5 微米 × （1~3）微米。周身鞭毛，能运动，无芽孢。能发酵多种糖类产酸、产气，是人和动物肠道中的正常栖居菌，婴儿出生后即随哺乳进入肠道，与人终身相伴，其代谢活动能抑制肠道内分解蛋白质的微生物生长，减少蛋白质分解产物对人体的危害，还能合成维生素 B 和维生素 K，以及有杀菌作用的大肠杆菌素。正常栖居条件下不致病。但若进入胆囊、膀胱等处可引起炎症。在肠道中大量繁殖，几占粪便干重的 1/3。兼性厌氧菌。在环境卫生不良的情况下，常随粪便散布在周围环境中。若在水和食品中检出此菌，可认为是被粪便污染的指标，从而可能有肠道病原菌的存在。因此，大肠菌群数（或大肠菌值）常作为饮水和食物（或药物）的卫生学标准。

大肠杆菌是人和许多动物肠道中最主要且数量最多的一种细菌，主要寄生在大肠内。它侵入人体一些部位时，可引起感染，如腹膜炎、胆囊炎、膀胱炎及腹泻等。人在感染大肠杆菌后的症状为胃痛、呕吐、腹泻和发热。感染可能是致命性的，尤其是对孩子及老人。

该菌对热的抵抗力较其他肠道杆菌强，55℃经 60 分钟或 60℃加热 15 分钟仍有部分细菌存活。在自然界的水中可存活数周至数月，在温度较低的粪便中存活更久。胆盐、煌绿等对大肠杆菌有抑制作用。对磺胺类、链霉素、氯霉素等敏感，但易耐药，是由带有 R 因子的质粒转移而获得的。

大肠杆菌 O_{157}：H_7 是大肠杆菌的其中一个类型，即肠出血性大肠杆菌（EHEC），该种病菌常见于牛只等温血动物的肠内。这一型的大肠杆菌会释放一种强烈的毒素，并可能导致肠管出现严重症状，造成肠出血，约有 10% 可发展成肾出血。主要症状是突发性腹痛，并危及肝、肾。在小儿中常导致溶血性尿毒综合征，威胁生命。1996 年在日本发生大规模 EHEC 流行，大肠杆菌 O_{157}：H_7 食物中毒 9451 人，死亡 12 人，是由一所小学学生食用白萝卜芽引起的，以后通过粪便感染、交叉感染。此病迅速扩展至全日本，全世界都受到震惊。许多食物都可引起发此病，如生的或半生的肉、奶、汉堡包、果汁、发酵肠、酸奶、蔬菜等。

目前针对这种毒素尚无有效的治理方法，主要预防措施是不吃生食，若食物的所有部分均加热至 75℃，便可消灭大肠杆菌 O_{157}：H_7；因此，碎牛肉及汉堡等应彻底煮至 75℃ 达 2～3 分钟，直至煮熟的肉完全转为褐色，而肉汁亦变得清澈再食用。如有需要保留吃剩的熟食，应该加以冷藏，并尽快食用，而变质的食物应该弃掉。

（3）肉毒梭菌

肉毒梭状芽孢杆菌，简称肉毒梭菌，在自然界分布广泛，土壤、霉变干草、畜禽粪便中均存在，可引起严重的毒素型食物中毒。新疆西北部察不查尔县的锡伯族人，每年春天常因吃自制的米糊糊而死去，这是因为其中暗藏了大量肉毒梭菌。

肉毒梭菌是革兰阳性的产芽孢细菌，其芽孢卵圆形，位于菌体的次极端或中央，芽孢大于菌体的横径，所以生芽孢的细菌呈梭状，有鞭毛、能运动、无荚膜。适宜的生长温度为 35℃ 左右，属中温性。肉毒梭菌产生的毒素称为肉毒毒素，根据抗原性差别而将肉毒梭菌分为 A、B、C_1、C_2、D、E、F、G 等 8 个菌型。肉毒毒素不耐热，在 80℃ 加热 30 分钟、100℃ 加热 1 分钟可被破坏。外毒素在蛋白酶（特别是胰蛋白酶）活化后才能呈现较强毒，但两者相互作用时间愈长，毒性反而降低。

肉毒梭菌中毒症是由于摄食含有肉毒梭菌外毒素的饲料而引起的急性中毒性疾病，其临床特征为运动神经和延脑麻痹。病原为革兰氏阳性肉毒梭菌。引起中毒的食物包括蔬菜、鱼类、豆类、乳类等含蛋白质的食物。1958 年以来所报道的肉毒梭菌引起的食物中毒主要是 A 型和 B 型，1965 年才有 E 型中毒的报道。肉毒梭菌中毒属于毒素型中毒。其毒素与神经有较强亲和力，经肠道吸收后作用于颅脑神经核和外周神经，即肌肉接头处及植物神经末梢，毒素能阻止乙酰碱的释放，导致肌肉麻痹和神经功能不全。大约在进食污染毒素的食物 24 小时以内发生中毒症状，也有两三天后才发生的，这主要与进食毒素的量有关。

我国引起肉毒梭菌中毒的食物主要为民间自制的发酵豆制品，如臭豆腐、豆酱、面酱、豆豉等，少数是因为吃熟肉制品引起的。吃了这类食品，会出现恶心呕吐，接着疲乏、头痛、头晕、视力模糊、复视；喉黏膜发干，感到喉部紧缩，继而吞咽和说话困难；肌肉虚弱无力，直至危及生命。因此，不合卫生标准或过期肉食罐头和肉制品不能吃。肉毒梭菌的芽孢在中性条件下需要加热煮沸 8 小时才能被杀死，其生命力极强，应高度警惕。

（4）金黄色葡萄球菌

葡萄球菌广泛分布于自然界，如空气、水、土壤、饲料和一些物品上，还常见于人和动物的皮肤及与外界相通的腔道中。葡萄球菌中，腐生葡萄球菌数量最多，一般不致病。表皮葡萄球菌致病较弱，金黄色葡萄球菌致病力最强，可产生肠毒素、杀白血球素、溶血素等毒素，引起食物中毒的是肠毒素。

金黄色葡萄球菌为革兰阳性球菌，呈葡萄串状排列，无芽孢，无鞭毛，不能运动。适宜生长温度为 35℃ ~ 37℃，但在 0℃ ~ 47℃ 都可以生长。菌体不耐热，60℃ 的温度下，30 分钟即可被杀死，但在冷藏环境中不易死亡。目前已经确认的至少有 A、B、C_1、C_2、C_3、D、E和 F 这 8 个型。A 型肠毒素引起的食物中毒最多，B 型次之，C 型较少。该毒素的抗热力很强，煮沸 1 ~ 1.5 小时仍保持其毒力，也不受胰蛋白酶影响。120℃ 的温度下，20 分钟还不能完全破坏。其抗原成分是耐热性蛋白质和多糖。因此，当其污染食品以后，用普通的烹调方法不能避免中毒。金黄色葡萄球菌的感染源一般来自有患化脓性炎症病人或带菌者。适宜该菌繁殖并产生毒素的食品，由于各国气候条件和饮食习惯不同而有差异。我国常引起中毒的食品除乳及乳制品外，还有腌制的肉、鸡、蛋等食品以及含有淀粉的食品。由牛乳引起的食物中毒比较多，虽然牛乳在食用前一般经过煮沸，但是毒素不能被破坏，如煮沸前污染严重并已经产生毒素，仍可引起食物中毒。

金黄色葡萄球菌引起毒素型食物中毒，主要症状为急性胃肠炎症状，这是由于肠毒素进入人体消化道后被吸收进血液，刺激中枢神经而发生的。潜伏期为几十分钟到几小时。病程仅几小时即可恢复。

防止金黄色葡萄球菌中毒，除一般的注意事项外，要特别注意食品从业人员的个人卫生和操作卫生。凡患有疖疮、化脓性疾病及上呼吸道炎症者，应禁止其从事直接接触食品的加工和供应工作，因为这些患者有可能是金黄色葡萄球菌产毒菌株的带菌者，经他们的手和喷嚏可污染食品而引起中毒。

（5）副溶血性弧菌

副溶血性弧菌广泛存在于海水中，在含食盐浓度3%～3.5%的培养基中生长良好，故又称致病性嗜盐菌。在沿海地区的夏秋季节，常因食用大量被此菌污染的海产品，引起爆发性食物中毒。在非沿海地区，食用此菌污染的腌菜、腌鱼、腌肉等也常有中毒事件发生。

副溶血弧菌是革兰氏阴性多形态杆菌或稍弯曲弧菌。本菌嗜盐畏酸，在无盐培养基上，不能生长，3%～6%食盐水繁殖迅速，每8～9分钟为1周期，低于0.5%或高于8%盐水中停止生长。在食醋中1～3分钟即死亡，56℃加热5～10分钟灭活，在1%盐酸中5分钟死亡。

本病经食物传播，主要的食物是海产品或盐腌渍品，常见者为蟹类、乌贼、海蜇、鱼、黄泥螺等，其次为蛋品、肉类或蔬菜。进食肉类或蔬菜而致病者，多因食物容器或砧板污染所引起。男女老幼均可患病，但以青壮年为多，病后免疫力不强，可重复感染。潜伏期1小时～4天不等，多数为10小时左右。起病急骤，常有腹痛、腹泻、呕吐、失水、畏寒及发热。腹泻每日3～20余次不等，大便性状多样，多数为黄水样或黄糊便。由于吐泻，患者常有失水现象，重度失水者可伴声哑和肌痉挛，个别病人血压下降、面色苍白或发绀以致意识不清。

对于本病预防措施是不生食海鲜，不在海滩或农贸集市上购买烧烤海产品；注意海鲜是否干净、新鲜，是否彻底加热，蒸熟煮透。如有异味或发现半生不熟，切忌食用；吃海鲜时要佐以食醋、姜末和生蒜。剩菜、剩饭食前必须充分加热。

3. 食源性寄生虫病

很多肉类、水产品、水生植物、蔬菜等可能携带有寄生虫及虫卵，人摄食了被寄生虫及虫卵污染的食物后，可引起人感染相应的寄生虫病，即食源性寄生虫病。由畜肉引起的常见寄生虫病有猪肉绦虫病、旋毛虫病、肝片形吸虫病、弓形虫病、牛肉绦虫病等；由水产品引起的常见寄生虫病有华支睾吸虫病、并殖吸虫病、异尖线虫病、姜片虫病等。食源性寄生虫病暴发流行时与食物中毒有着相同的特点，如发病与食物相关，病人在近期内食用过相同的食物；发病集中，短时间（相对食物中毒潜伏期较长）可能有多人发病；病人有相似的临床表现，病程一般较食物中毒长，另外可有人与人的传播。

随着人类饮食来源和方式的多样化，由食源性寄生虫病造成的食品安全问题日益突出。世界卫生组织/热带病研究署（WHO/TDR）要求防治的 7 类热带病中，除麻风病、结核病外，其余 5 类都是寄生虫病，寄生虫病在发展中国家是严重危害人民健康的公共卫生问题。在我国，食源性寄生虫病已经成为新的"富贵病"，其感染与人们生食或半生食的饮食习惯和不注意卫生的生活习惯密切相关。

（1）猪囊尾蚴病

囊尾蚴是绦虫的幼虫，寄生在宿主的横纹肌及结缔组织中，呈包囊状，故俗称"囊虫"。在动物体内寄生的囊尾蚴有多种，通过肉食品传播给人类的有猪囊尾蚴和牛囊尾蚴，以猪囊尾蚴为常见。绦虫在动物分类中属扁形动物门。

猪囊尾蚴病的病原体是寄生在人体内的猪带绦虫的幼虫，即猪囊尾蚴，又称猪囊虫。所谓"米猪豆"就是带有猪囊虫的猪肉。猪囊虫肉眼可见，白色、绿豆大小、半透明的水泡状包囊，包囊一端为乳白色不透明的头节，头节中有吸盘和钩。由于囊虫散在猪肉中似米粒，所以叫"米猪肉"。

人如果食用含有囊尾蚴的猪肉，由于肠液及胆汁的刺激，头节即从包囊中引颈而出，以带钩的吸盘吸附在人的肠壁上从中吸取营养并发育为成虫（绦虫），使人患绦虫病。猪绦虫呈链形带状，可长达 2~5 米，约有 800~1000 个节片。在人体内寄生的绦虫可生活很多年，因而能长期排出孕卵节片，猪吃了以后可患囊尾蚴病，造成人畜间的相互感染。除猪是主要的中间宿主外，犬、猫、人也可作为中间宿主，而人则是终宿主。人也可以患囊尾蚴病，这是由于患绦虫病的人可能食用被虫卵污染的食物，也可能由于胃肠逆蠕动把自己小肠中寄生的绦虫孕卵节片逆行入胃，虫卵就如同进入猪体一样，经过消化道，进入人体各组织，特别在横纹肌中发育成囊尾蚴，使人患猪囊尾蚴病。

不论是绦虫病，还是猪囊尾蚴病，对人体健康都造成危害，特别是囊尾蚴的危害远比成虫大，它寄生在人体肌肉，肌肉则感到酸痛、僵硬；如侵入眼中，可影响视力，甚至失明；寄生于脑内，则因脑组织受到压迫而出现神经症状，抽搐、癫痫、瘫痪等导致死亡。

预防猪囊尾蚴，可以从以下几方面注意：①不食用生猪肉和没有完全烧烤熟透的肉类食品，对切肉用的刀、砧板、抹布、盛具要生熟分开，并及时消毒。②加强肉品卫生检验。肉品的卫生检验，在供应市场之前，必须经过严格检查和可靠的处理。肉类食品生产必须严格执行检验规程，禁止销售有囊虫感染的肉品。③管好厕所猪圈，加强粪便无害化处理，控制人畜相互感染。④讲究卫生，生食的蔬菜、瓜果要清洗消毒，严禁喝生水。

（2）旋毛虫病

旋毛虫是一种很细小的线虫，一般肉眼不易看出，为雌雄异体。成虫寄生在宿主的小肠内，幼虫寄生在宿主的横纹肌内，卷曲呈螺旋形，外面有一层包囊呈柠檬状，大小为（0.25～0.66）毫米×（0.21～0.42）毫米。人、猪、犬、猫、鼠及野生动物都能感染。

当人食用含有旋毛虫幼虫的食品后，幼虫由囊内逸出进入十二指肠及空肠，迅速生长发育为成虫，并在此交配繁殖，每条雌虫可产1500条以上幼虫，这些幼虫穿过肠壁，随血液循环被带到宿主全身横纹肌内，生长发育到一定阶段卷曲呈螺旋形，周围逐渐形成包囊。

当人食用患旋毛虫病的畜肉1周左右，出现胃肠炎症状及肌肉疼痛，甚至使肌肉运动受到限制。如果幼虫进入脑、脊髓，也可引起脑膜炎样症状。其幼虫不但寿命长（有的可活10～20年），而且数目多（每克肌肉可有数千万只），致病力强、危害性大、感染率高，能形成地方性流行病。近年来，旋毛虫病在我国有蔓延趋势，如云南省1960～1985年，发病区由5个上升到10个，商品猪宰后旋毛虫检出率上升了近1倍。包囊内幼虫的抵抗力很强，盐腌、烟熏都不能杀死肉块深部的虫体。在盐腌肉块深层中的包囊幼虫可保持活力 1 年以上，腐败的肉中的幼虫能活 100 天以上，甚至肉块腐败分解呈糊状，具恶臭，包囊仍然完整，幼虫仍未死亡。所以，控制此病的关键在于预防，不吃未熟透的肉，做好防止粪便污染的卫生工作。在流行地区特别要加强对易感动物肉品的旋毛虫检验。

（3）肝片吸虫病

肝片吸虫病是牛、马等最主要的寄生虫病之一。肝片形吸虫寄生于牛、羊、鹿、骆驼等反刍动物的肝脏胆管中。在人、马及一些野生动物中亦可寄生，引起急性或慢性肝炎和胆管炎，并有全身性中毒现象和营养障碍。

肝片形吸虫外观呈叶片状，灰褐色，虫体一般长 20 ~ 25 毫米，宽 5 ~ 13 毫米。成虫寄生在终宿主（人和动物）的肝脏胆管中，中间宿主为椎实螺。椎实螺在我国分布甚广，气候温和、雨量充足地区，春夏季大量繁殖。随同终宿主粪便排出的虫卵可进入螺体内发育为幼虫，叫尾蚴。以后尾蚴逸出，游进水中，很快脱尾，成为囊蚴，附着在水稻、水草等植物的茎叶上，等待动物捕食。动物或人经口吃进囊蚴后，囊蚴在小肠内蜕皮，在向肝组织钻孔的同时，继续生长发育为成虫，最后进入胆管内。可生存 2 ~ 5 年之久。

当幼虫穿过肝组织时，可引起肝组织损伤和坏死，肝包膜上有纤维素沉积；当经过体腔或其他器官时可发生脓胞或形成结节似包囊。成虫在宿主胆管里生长，能使胆管堵塞，由于胆汁停滞而引起黄疸，刺激胆管，可使胆管发炎、变厚或扩张，并导致硬化等症状。

虫卵对干燥很敏感，在干燥粪便中停止发育，完全干燥下迅速死亡。如在室内干燥半小时即破裂死亡，阳光照射 30 分钟，40℃～50℃数分钟皆可死亡，但在潮湿的环境中能生存数月。家畜粪便经生物热处理以及消灭中间宿主（灭螺）是预防肝片吸虫病的重要措施。更重要的是，人不要食用被囊蚴污染的肉类和蔬菜。

（4）华支睾吸虫病

华支睾吸虫引起华支睾吸虫病，它是一种雌雄同体的吸虫，虫体长、扁平，呈乳白色半透明，（3～5）毫米×（10～25）毫米，成虫寄生在人、猪、猫、犬的胆管里。虫卵随宿主粪便排出，被螺蛳吞食后，经过胞、雷蚴和尾蚴阶段，然后从螺体逸出，附在淡水鱼体上，并浸入鱼的肌肉、鳞下或鳃部发育为后囊蚴，如果人或动物（终宿主）食用含有囊蚴的鱼肉，则囊蚴进入人体消化道，囊壁被溶化，幼虫破囊而出，然后移行到胆管和胆道内发育为成虫。

如果人吃进囊蚴的数量少时可无症状，若吃进的数量多或反复多次感染，可出现腹痛、肝肿大、黄疸、腹泻和浮肿等症状，重者可引起腹水。胆道内成虫死亡后的碎片和虫卵，又可形成胆石的核心而引起胆石症。

（5）并殖吸虫病

并殖吸虫病主要是由卫氏并殖吸虫及斯氏并殖吸虫引起的。虫体椭圆，肥厚，腹面平，背面较隆起，长 7～12 毫米，宽 4～6 毫米，厚 2～4 毫米，暗红色。体表布满体棘，有腹吸盘和口吸盘，卵呈金黄色，椭圆形。

虫卵随终宿主（人和哺乳动物）的粪便或痰液排出体外，落入水中，在25℃～30℃下，18～20天发育为毛蚴，从卵盖部钻出，在水中游动，能存活1～2天，遇到第一中间宿主淡水螺（黑螺科、沼螺科等）即钻入其体内，并生长繁殖成许多短尾，尾蚴自螺体逸出后，即可侵入附近的第二中间宿主（蟹、蝲蛄或虾）体内，但常常是含有尾蚴的螺体被第二宿主吃入，尾蚴在其体内形成囊蚴，人或动物因生食（或半生食）含有活囊蚴的蟹、蝲蛄、虾或食用被囊蚴污染的食物和水而被感染，囊蚴在人体小肠中经消化液作用脱囊而出，穿过肠壁进入腹腔，部分囊蚴先钻入腹壁肌肉内，约1周后再回到腹腔，腹腔内的囊蚴可侵入肝脏，或穿过横膈到达胸腔内，数日后再侵入肺，约经1～2周发育成熟并产卵。成虫在终宿主内可生存5～6年，甚至长达20年。

经口传染是此病传染的唯一途径，如我国南方吃醉蟹、腌蟹，东北地区吃蝲蛄酱、蝲蛄豆腐，还有些儿童在溪边捕捉蟹、虾及蝲蛄后即烧、烤并食用。这些食用方法都不能彻底消灭寄生虫，因而受到感染，有时因喝含有囊蚴的生水而被感染。此外，食用含有卫氏并殖吸虫的转续宿主（如野猪、家兔及小鼠等）的肉，亦可受到感染。

此病的潜伏期为数日至数月。通常分急性期和慢性期。急性期症状较明显，如腹痛、腹泻、高热、荨麻疹、胸痛、咳嗽等。慢性期有多种类型：①胸肺型，主要症状为咳嗽、胸痛；②皮肤肌肉型，以游走性皮下结节为主；③腹型，以腹痛、腹泻、便血及肝肿大为主；④神经系统型，脑内寄生时可致癫痫、瘫痪，脊髓寄生者较少，但可影响下肢活动。

此外，异性吸虫病是由异型科寄生虫引起的，主要有异形吸虫和横川后殖吸虫。它们的生活史中需要两个中间宿主，第一中间宿主为淡水螺，第二中间宿主为淡水鱼或蛙。其包虫宿主有犬、猫、猪及一些吃鱼的鸟类，这些是主要的传染源。人食用未经煮熟的这些动物的肉或被它们污染的食品都可致病。虫体除肠道外，还可寄生于人体各个组织中，引起相应的症状。

（6）姜片吸虫病

姜片吸虫病简称姜片虫，是由布鲁氏姜片吸虫寄生于人和猪小肠中引起的疾病。虫体新鲜时呈肉红色，肥厚而不透明，呈姜片状，长 20~75 毫米、宽 8~20 毫米、厚 0.5~3 毫米，是人体内最大的一种吸虫，有口、腹吸盘各 1 个。虫卵为椭圆形，棕黄色或淡黄色。

终宿主主要是人和猪，中间宿主较多，有十几种，我国有尖口圆扁螺、大圆扁螺、半球多脉扁螺等。虫卵随终宿主的粪便排出后，在水中适宜的温度（27℃~32℃）下经 3~7 周孵化为毛蚴。毛蚴遇中间宿主扁螺，即钻入其体内，逐步发育成许多尾蚴。尾蚴自螺体逸出，吸附在水生植物，如红菱、茭白、荸荠、大菱、藕、水浮莲、浮萍等表面上形成囊蚴。人和猪生食了带有囊蚴的水生植物后，在小肠液及胆汁的作用下脱囊而成为幼虫。幼虫吸附在十二指肠或空肠黏膜上，经 1~3 个月发育为成虫并产卵。一条成虫每天产卵 1500~25000 个。

人感染后潜伏期 1~3 个月。轻者除食欲不振外无其他自觉症状。

长期反复感染的儿童可有发育障碍和智能减退，有可能成侏儒症。少数病人由于长期腹泻，严重营养不良可能继发肠道、肺部感染。偶有大量成虫结成团块并发肠梗阻者。

（7）广州管圆线虫病

2006 年 5 月一名男性消费者在北京"蜀国演义"酒楼食用"凉拌螺肉"后，先后出现双肩疼痛、颈部僵硬等症状，随后双侧肋部及颈部皮肤感觉异常、有刺痛感，触摸及接触凉水、凉风后加重。至 6 月 10 日，活动、翻身、走路时头痛加重，伴恶心，诊断为嗜酸性细胞增多性脑膜炎。与其同一天进餐的同事也先后出现了相同症状。6 月 25 日，北京友谊医院医生到蜀国演义酒楼和该酒楼朝阳区劲松分店紧急调查，发现该酒楼销售的"凉拌螺肉"为"福寿螺"，并在 12 只螺中检测出 2 只带有广州管圆线虫Ⅲ期幼虫。根据患者共同就餐史和流行病学调查结果、临床表现和实验室检查结果，临床确诊为广州管圆线虫病引起的脑膜炎。

广州管圆线虫病是食源性寄生虫病，该线虫在老鼠身上完成从卵到成虫的生活史循环。福寿螺是该寄生虫的中间宿主之一。淡水螺，尤其是福寿螺如果在养殖过程中很规范，生活环境很干净，周围没有生这种病的老鼠，螺就是安全的。如果养殖环境不好，周围有老鼠，螺就会染病。人们食用生的或加热不彻底的福寿螺后容易感染这种寄生虫病。该病潜伏期是 3 ~ 36 天，一般 2 周左右。感染后管圆线虫寄生在人的中枢神经系统，患者会出现发烧、头疼，颈部强硬，身上某个地方有特殊的疼痛，不能碰触等症状，化验检查可见嗜酸细胞指数增高，临床诊断为脑膜炎，严重者脑细胞受到伤害可致失明、记忆力下降、痴呆，甚至死亡。

福寿螺以及其他淡水产品，如果加工加热至熟透，可以杀死隐匿其中的广州管圆线虫等寄生虫的幼虫，保证食用安全。因此，预防食源性寄生虫病的关键是切忌生食或食用未熟透的淡水鱼、虾、螺、蟹、蛙和蛇等食物。如果生食或半生食被寄生虫幼虫污染的食物以及喝了经过幼虫污染的生水，患病则是不可避免的。因此，水产品市场应加强对市场销售的所有生鲜水产品的免疫监测，不销售含有人畜共患寄生虫病的水产品；同时，餐饮单位不要制售生食或半生食淡水产品，加工水产品一定要煮熟、煮透。此外，近期有生食史的人，如果出现头疼等症状应该尽快到医院检查。

（8）蛔虫病

蛔虫病是由人的似蚯蚓蛔虫、猪蛔虫、小兔唇蛔线虫、大弓线虫、猫弓首线虫等引起的人兽共患蛔虫病。人的似蚯蚓蛔虫和猪蛔虫可以互为宿主，其他几种蛔虫也是人兽共患蛔虫病的病原体。远在两千多年前的楚墓古尸内就发现有蛔虫卵，说明其寄生于人体已有悠久的历史。

似蚯蚓蛔虫简称人蛔虫，呈乳白色或淡黄色，头部有3片唇，其内缘有细齿。雄虫长15～31厘米，尾端向腹面卷曲，雌虫长20～35厘米，尾端直。虫卵为椭圆形，棕黄色。猪蛔虫形态与人蛔虫的形态相似。

蛔虫的发育不需要中间宿主，各种蛔虫的生活史基本相同。成虫寄生于宿主的小肠内，虫卵随粪便排出体外，在适宜的环境中单细胞卵发育为多细胞卵，再发育为第一期幼虫，经一定时间的生长和蜕皮，变为第二期幼虫（幼虫仍在卵壳内），再经 3 ~ 5 周才能达到感染性虫卵阶段。感染性虫卵被宿主吞食后，在小肠内孵出第二期幼虫，侵入小肠黏膜及黏膜下层，进入静脉，随血液到达肝、肺，后经支气管、气管、咽返回小肠内寄生，在此过程中，其幼虫逐渐长大为成虫。从虫卵被吞入到发育为成虫，约需 2 ~ 2.5 个月，成虫在小肠里能生存 1 ~ 2 年，有的甚至可达 4 年以上。

蛔虫病的感染来源主要是虫卵污染土壤、饮水、食物所致，一条雌蛔虫一天可产卵 20 万 ~ 27 万个，而且对外界环境的抵抗力较强，如干燥、冰冻及化学药品等。虫卵在外界环境可生存 5 年或更长时间。但虫卵不耐热，直接阳光照射下数日可死亡。蛔虫病分为两个阶段，早期症状与幼虫在肺内移行有关，表现为发热、咳嗽、肺炎，后期为小肠内成虫阶段，轻者不表现症状，严重感染时可致消瘦、贫血、腹痛等症状，虫的数量大还可引起肠梗阻，蛔虫喜欢钻孔，所以还可引起肠穿孔、阑尾炎；钻入气管可引起窒息；钻入胆管可引起胆道蛔虫病，这是最常见与最严重的。

值得注意的是，我国农民多以人畜粪便作肥料，一般蔬菜内多染有蛔虫卵，生吃蔬菜或吃未洗净的菜都有可能将虫卵食入而致病。各地肠寄生虫调查报告表明，我国蛔虫感染率较高，尤以农村更为普遍。

由以上可见，各类食品（特别是肉类及水产食品）都有可能受寄生虫污染，引起人类疾病。为了防止此类疾病的发生，除了从环境卫生、个人卫生等多方面防止病原体传播外，不吃生肉至关重要。我国有些地区有吃生肉和"生吃螃蟹活吃虾"的饮食习惯。该种习惯只有在经各种检验，确认食品未被寄生虫或其他病原菌污染的情况下才能食用，确保安全。否则，此种饮食习惯可为各种有害生物进入人体提供条件，引发各种相应的疾病。

三、威胁食品安全中的隐形杀手三：食源性病毒

近年来，随着病毒学研究的迅速发展，关于病毒引起的食品污染的报道逐渐增多，病毒对食品安全性的影响引起人们的普遍关注。实际上任何食品都可以作为病毒的运载工具，食品上的病毒可侵入人体细胞而引起疾病。实验证明，病毒性胃肠炎出现的频率仅次于普通感冒，占第二位。

常见的食源性病毒主要分为 2 类。一类是肠道食源性病毒，如肝炎病毒、诺沃克病毒（Norwalk 病毒）。肝炎病毒主要是指甲肝病毒和乙肝病毒。甲肝病毒来源是生长在污染水域中的贝类。因为乙肝病毒传染性很强，所以凡是乙肝病毒携带者（通常说的乙肝表面抗原携带者）都不能从事食品行业的工作。另一类是人畜共患的食源性病毒，此类病毒引起人畜共患疾病，主要以畜禽产品为载体再次传播而使人类感染。例如，疯牛病病毒、禽流感病毒、口蹄疫病毒等。

1. 肠道食源性病毒

（1）甲肝病毒

1987 年底~1988 年 3 月间，上海市发生了一次世界历史上罕见

的甲型病毒性肝炎暴发流行事件。自 1988 年 1 月 19 日起，市民中突然发生不明原因的发热、呕吐、厌食、乏力和黄疸等症状的病例，而且数日内患病人数成倍增长。至 1988 年 5 月 13 日，全市 31 万人患上甲肝，死亡 47 人，这一医学史上最大一次甲肝暴发是由于食物不洁造成的。根据流行病学调查分析发现，曾经运送污物和垃圾的船未经彻底消毒又运送毛蚶，致使毛蚶受到甲肝病毒的污染，而当地人有吃毛蚶的习惯，绝大多数发病者在发病前均进食过这批毛蚶。

甲肝病毒传播通过粪和口途径，主要有 3 种方式：①水。甲肝病毒在外部环境中生存能力极强，含有甲肝病毒的粪便污染地下水、湖水、泉水、井水，以及游泳池等处的公用水，造成甲肝的流行。经水传播是卫生条件差的地区流行甲肝的重要原因。②食品。主要有 2 种可能：其一是处于甲肝潜伏期或无症状期的食品加工制作者不注意卫生，污染了食品；其二是食用了受污染的水产品，如毛蚶、牡蛎、泥螺等引起甲肝流行。③密切接触。幼儿园、学校或家庭人员多，接触频繁、密切，容易造成甲肝暴发流行。

对于甲肝病毒的预防措施，可以采用以下几种措施：①管理传染病，早期发现患者并予以隔离。②切断传播途径，加强水源、饮食、粪便管理。尤其要管理好甲型肝炎患者粪便。对共用餐具、饮水器具均应消毒，实行分餐制。养成餐前便后洗手的良好习惯。③保护易感人群。对有与甲型肝炎密切接触的易感者，用人血丙种球蛋白或人胎盘丙种球蛋白进行预防注射。

（2）诺沃克病毒

2006年，日本由诺沃克病毒引起的感染性肠胃炎个案大幅增加。日本国立传染病研究所传染病信息中心的统计显示，日本各家医院在一星期内报告的诺沃克病例约6万宗，创下日本25年来最多诺沃克病例的纪录。

诺沃克病毒是1972年首先由美国科学家通过对1968年美国诺沃克地区一所学校胃肠炎爆发疫情中病人的粪便检测而发现的。该病毒在全球广泛分布，资料显示，在发展中国家5岁以下儿童的感染率可高达100%。感染后的潜伏期6～96个小时，平均潜伏期24～30个小时。临床常表现为起病急骤、恶心、呕吐、腹部绞痛和头疼等不适症状，而腹泻、发热等症状都较轻微。诺沃克病毒性胃肠炎是一种临床过程较短的自限性疾病，一般病程不超过48小时。

该疾病多发生在学校、家庭、旅游区、医院、食堂、军队等，饮用被病毒污染的水及生食牡蛎等水生动物是引起爆发流行的主要原因。诺沃克病毒性胃肠炎的传染源为该病的患者、隐性感染者及健康携带者。主要传播途径是粪口传播。此外，日常生活接触也可引起该病的传播。人群普遍易感，但以大龄儿童及成人发病率最高。感染后免疫期短暂。此病全年均可发病，以冬春季多见。

诺沃克病毒性胃肠炎临床表现与其他病毒性胃肠炎相似，起病突然，主要症状为发热、恶心、呕吐、痉挛性腹痛及腹泻。可单有呕吐或腹泻，亦可先吐后泻。成人腹泻较突出，儿童呕吐较多。粪便呈黄色稀水便，每日数次至十数次不等，无脓血与黏液。可伴有低热、咽痛、流涕、咳嗽、头痛、肌痛、乏力及食欲减退。多呈自限性，恢复后无后遗症，预后较好，少有死亡病例。病程长及病情较重者排毒时间也较长，传染性可持续到症状消失后 2 日。本病免疫期短暂，可反复感染。本病无特异性治疗方法，主要是对症及支持治疗。轻中度脱水可口服补液盐，严重者应静脉输液，无需使用抗生素。可使用肠黏膜保护剂。

预防诺沃克病毒感染最好的办法就是勤洗手和少吃生食。其中，食用被污染的食物是诺沃克病毒感染的最主要方式，因此，在饮食上要注意生熟分开、少吃生食，特别是不生吃牡蛎、文蛤等贝壳类海鲜。

2. 人畜共患的食源性病毒

（1）疯牛病与克雅氏症

疯牛病（BSE）学名为牛海绵状脑病，是一种人畜共患疾病。1985 年 4 月，医学家们在英国发现了一种新病，专家们对这一世界始发病例进行组织病理学检查，并于 1986 年 11 月将该病定名为 BSE，首次在英国报刊上报道。之后，这种病迅速蔓延，英国每年有成千上万头牛患这种神经错乱、痴呆、不久死亡的病。此外，这种病还波及世界其他国家，如法国、爱尔兰、加拿大、丹麦、葡萄牙、瑞士、阿曼和德国。据考察发现，这些国家有的是因为进口英国牛肉引起的。如果人类食用了患病动物制成的产品，就有可能被传染，表现为"克雅氏症"。一旦发病，感染的人会出现视物模糊、平衡障碍、肌肉收缩和不随意运动现象等临床症状，一般在出现症状后 2 年内死亡。

2000年10月28日，年仅14岁的英国小姑娘杰夫里斯·佐薇因患克雅氏症离开了人世，她是英国已知的死于克雅氏症年龄最小的患者。早在2年前杰夫里斯·佐薇就被确诊患有克雅氏症。她的视力、听力和行动能力几乎完全丧失，全部生活都要依靠母亲。眼看着自己的女儿离开人世，杰夫里斯的母亲非常悲伤。杰夫里斯·佐薇是英国第86位死于克雅氏症的人。

为了防止疯牛病在中国发生、传播，必须建立行之有效的规章制度。①不能从有疯牛病和羊瘙痒病的国家进口牛羊以及与牛羊有关的加工制品，包括牛血清、血清蛋白、动物饲料、内脏、脂肪、骨及激素类等。1990年，由中国动植物检疫总所起草，农业部批准的《关于严防牛海绵状脑病传入我国的通知》是十分及时有效的。②对于动物饲料加工厂的建立和运作，必须加以规范化，包括严格禁止使用有可疑病的动物作为原料，使用严格的加工处理方法，包括蒸汽高温、高压消毒。③建立全国性的监测系统，与世界卫生组织和有关国家建立情报交换网，防止疯牛病和羊瘙病在中国的出现。④在从事研究和诊断工作时，要注意安全防护。实验用具一般要用1摩尔/升的氢氧化钠处理1小时，清洗后高温、高压消毒1小时；带有致病因子的溶液、血液要用10%的漂白粉溶液处理2小时以上。只要有关部门坚持原则，疯牛病和羊瘙痒病是可以预防的。

（2）可怕的口蹄疫

口蹄疫于1514年首次在意大利发现，最近一个世纪先后在美国、墨西哥、英国、丹麦等国以及我国台湾省引起过大流行。2001年2月

2 日，英国爆发口蹄疫，它在英格兰东北部诺兰伯兰郡的一家养猪场首先发生，逐渐蔓延到其他地区，疫情发生后，英国实施疫区封锁和疫区偶蹄类动物就地销毁等措施。邻国荷兰、法国则销毁了从英国进口的牲畜。德国也对从英国进口的牲畜严格检疫，以减少口蹄疫传染的机会。英国的畜牧业、食品加工业、旅游业都受到影响。为此蒙受了上百亿英镑的损失。此后，俄罗斯、哈萨克斯坦、沙特阿拉伯、蒙古、韩国、老挝接连爆发口蹄疫。从欧洲到亚洲再到美洲，口蹄疫的阴影在到处游荡。

口蹄疫是人畜共患病，是一种高度传染的病毒性疾病，被国际兽医局列为全世界主要防治的动物病疫类之首。口蹄疫主要感染牛、猪、羊等偶蹄类家畜口蹄，其蔓延和爆发，会对畜牧业造成致命的打击。一头患口蹄疫的病猪，足以使 7000 头偶蹄牲畜被感染。口蹄疫病毒还可以通过接触人体受伤的皮肤和图腔黏膜侵入人体。症状通常是人的身体出现斑症，但它对人体健康危害不大。口蹄疫的潜伏期一般为2～5 天，病畜最初症状为体温升高，食欲减退，无精打采，接着在口腔、舌面、蹄部和乳房等部位出现大小不一的水泡。水泡破裂后形成烂斑，严重者蹄壳脱落、跛行、卧地不起。幼畜常发生无水泡型口蹄疫，引起肠胃炎，出现拉稀。有时引起急性肠胃炎而突然死亡。

对于口蹄疫的预防措施应该做到：保持畜圈清洁卫生，每半个月用石灰水消毒一次；适时注射口蹄疫疫苗；一旦发生口蹄疫情，立即实行隔离，对病畜及其同圈牲畜进行宰杀，同时用3%的烧碱水对圈舍、场地和用具等进行消毒，对病畜粪便进行堆积发酵处理。

（3）禽流感

最早的禽流感记录在 1878 年，意大利发生鸡群大量死亡，当时被称为鸡瘟。到 1955 年，科学家证实其致病病毒为甲型流感病毒。此后，这种流行性疾病被更名为禽流感。1999 年 3 月～11 月，英国伦巴第地区爆发禽流感，到次年 3 月 1300 万只病禽被捕杀。2002 年 10 月，美国加利福尼亚州爆发禽流感，当年 12 月疫情扩散到内华达州和亚利桑那州，到 2003 年 3 月，仅加利福尼亚州就销毁 326 多万只鸡。自 2003 年 12 月以来，禽流感在多个国家和地区肆虐，造成数千万只家禽被宰杀销毁。

禽流感是由 A 型流感病毒引起的一种禽类传染病。禽流感病毒感染后可以表现为轻度的呼吸道症状、消化道症状，死亡率较低；或表现为较严重的全身性、出血性、败血性症状，死亡率较高。根据禽流感病毒致病性和毒力的不同，可以将禽流感分为高致病性禽流感、低致病性禽流感和无致病性禽流感。禽流感病毒有不同的亚型，由 H_5 和 H_7 亚型毒株（以 H_5N_1 和 H_7N_7 为代表）所引起的疾病称为高致病性禽流感，其发病率和死亡率都很高，危害巨大。世界动物卫生组织将高致病性禽流感列为 A 类传染病，我国将高致病性禽流感列入一类动物疫病病种名录。现已证实禽流感病毒广泛分布于世界范围内的许多家禽和野禽，对家养的鸡和火鸡危害最为严重。

禽流感病毒可通过以下几种途径传播：①经飞沫在空气中传播。病禽咳嗽和鸣叫时喷射出带有 H_5N_1 病毒的飞沫在空气中漂浮，人吸入呼吸道被感染发生禽流感。②经过消化道感染。进食病禽的肉及其制品、禽蛋，病禽污染的水、食物，用病禽污染的食具、饮具，或用被污染的手拿东西吃，受到传染而发病。③经过损伤的皮肤和眼结膜容易感染 H_5N_1 病毒而发病。

人类患上禽流感后，潜伏期一般为 7 天以内，早期症状与其他流感非常相似，主要表现为发热、流涕、鼻塞、咳嗽、咽痛、头痛、全身不适等症状。大多数患者治愈后良好，病程短，恢复快，且不留后遗症，但少数患者特别是年龄较大、治疗过迟的患者病情会迅速发展成进行性肺炎、急性呼吸窘迫综合征、肺出血、胸腔积液等多种并发症。

禽流感的预防措施可从以下几个方面进行。落实卫生部和国家中医药管理局《人禽流感诊疗方案（2005 版修订版）》关于人禽流感的宣教纲要，讲究卫生，增强防病能力；避免去疫区旅游；不要食用病死禽鸟；不吃未熟禽、蛋；加工保存食物要生熟分开；宰杀禽畜后要用肥皂和清水洗手；勤通风、勤洗手、喝开水；病禽死畜焚烧深埋；发现病禽早报告，出现病情早就医。

第三章　田间到餐桌：食品生产过程的层层隐忧

在上一章，我们提到了几类影响食品安全的因素，以生物性病原物为主要介绍点，而实际上，影响食品安全的因素远不止此。从田间到餐桌的每个环节，食品安全都可能会受到来自不同方面的污染和破坏，诸如重金属、化肥、农药、非法添加剂、不卫生的包装、不适宜的储存与流通方式，等等。要想使食品安全到达餐桌，中间的每一个环节，我们都不能忽视。

一、农田污染：作物生长环境不理想

现代农业发展过程中，污染成为农作物生长过程中不得不面对的一个重要现状。农田污染源来自很多方面，包括侵入土壤的重金属污染，也包括化肥、农药等方面对动植物造成的影响。这些问题都是影响食品安全的重要因素。

1. 重金属污染

重金属指相对密度大于 5 的金属（一般指密度大于 4.5 克/厘米^{3}的金属），就一般情况而言，造成土壤污染的重金属主要是指生物毒性显著的汞、镉、铅、铬以及类金属砷，还包括具有毒性的重金属锌、铜、钴、镍、锡、钒等污染物。重金属的污染物通过各种途径进入土壤，造成土壤严重污染。

目前，全世界平均每年排放汞约 1.5 万吨、铜为 340 万吨、铅为 500 万吨、锰为 1500 万吨、镍为 100 万吨，造成了各国程度不同的土壤重金属污染。土壤重金属污染直接影响到土壤质别、水质状况、作物生长、农业产量、农产品品质等。由于重金属不能被生物降解，相反却能在食物链的生物放大作用下，成千百倍地富集，最后进入人体。重金属在人体内能和蛋白质及酶等发生强烈的相互作用，使他们失去活性，也可能在人体的某些器官中累积，造成慢性中毒，轻者发生怪病（如日本的水俣病、骨痛病等），重者就会死亡。因此重金属对食品安全性的影响十分重要。从这一点上讲，充分认识土壤重金属污染的长期性、隐匿性、不可逆性以及不能完全被分解或消逝的特点，进行重金属污染的治理，已经成为世界各国广泛重视的问题。工业污染以及农业生产中大量而盲目使用化学肥料和农药所造成的面源污染，使农田中重金属污染问题日趋严重，这些污染物对耕地的生产能力具有潜在毁灭性的破坏作用。因此，开展对土壤重金属污染物的研究，开发治理耕地重金属污染的技术，已经成为一个十分迫切的课题。

在 20 世纪 60～70 年代，澳大利亚、美国、德国等国家就开始了对土壤重金属污染的研究。我国对重金属污染的研究起步于 20 世纪 80 年代，研究的主要方向集中在土壤重金属的生态效应、临界含量地带性分异规律和分区等问题上。大气中重金属的沉降、工业废水的灌溉以及金属矿山酸性废水污染，都加重了土壤的重金属污染。

（1）超标的铅

从 2006 年 8 月末开始，甘肃徽县水阳乡陆续有八九百人到西安西京医院进行血铅检测，其中 373 人为儿童。这些儿童中，90% 以上血铅超标，最高者血铅含量 619 微克/升，超标数倍（铅中毒即连续 2 次静脉血铅水平等于或高于 200 微克/升），被诊断为重度铅中毒，而成人中血铅超标也很普遍。当地村民认为，位于水阳乡新寺村旁的一家铅锭冶炼厂是"罪魁祸首"。2006 年 9 月 12 日甘肃省政府召开的新闻发布会，经过调查组初步监测，造成甘肃省陇南市徽县水阳乡 334 名儿童血铅超标事故的徽县有色金属冶炼有限责任公司周边 400 米范围内土地已经全部被污染。甘肃省环保局联合调查组已经责成当地政府对遗存污染源进行进一步清理，彻底拆除冶炼生产的其他附属设施，对拆除的有关设施不得转移，以免造成新的污染；粗铅冶炼废渣属于危险废渣，对临时渣场堆存的废渣以及厂区内存渣、周围道路铺垫渣也要进行清理。

铅进入人体后，除部分通过粪便、汗液排泄外，其余在数小时后溶入血液中，阻碍血液的合成，导致人体贫血，出现头痛、眩晕、乏力、困倦、便秘和肢体酸痛等；有的口中有金属味，动脉硬化、消化道溃疡和眼底出血等症状也与铅污染有关。小孩铅中毒则出现发育迟缓、食欲不振、行走不便和便秘、失眠；若是小学生，还伴有多动、听觉障碍、注意力不集中、智力低下等现象。这是因为铅进入人体后通过血液侵入大脑神经组织，使营养物质和氧气供应不足，造成脑组织损伤所致，严重者可能导致终身残废。特别是儿童处于生长发育阶段，对铅比成年人更敏感，进入体内的铅对神经系统有很强的亲和力，故对铅的吸收量比成年人高好几倍，受害尤为严重。成年人铅中毒后经常会出现：疲劳、情绪消沉、心脏衰竭、腹部疼痛、肾虚、高血压、关节疼痛、生殖障碍、贫血等症状。孕妇铅中毒后会出现流产、新生儿体重过轻、死婴、婴儿发育不良等严重后果。

铅中毒预防和检测工作非常重要。可是铅中毒后的症状往往非常隐蔽难以被发现，所以目前最可靠的方法就是血检。

有效地防止铅中毒，是当今科学家正在探索、攻克的课题之一。但作为个人，加强防范、进行自我保护是十分重要的。首先不要使用含铅材料做饮食用具，最好不要用彩釉陶瓷制品盛装酸性食物和饮料；蔬菜水果食用前要洗净，能去皮的要去皮；平时多吃柠檬、卷心菜、海藻、海参、草鱼、柿子和大蒜等蔬菜、水果，以利于解毒、排铅。

（2）汞中毒

20世纪50年代初，在日本九州岛南部熊本县的一个叫水俣镇的地方，出现了一些患口齿不清、面部发呆、手脚发抖、精神失常的病人，这些病人经久治不愈，就会全身弯曲，悲惨死去。这个镇有4万居民，几年中先后有1万人不同程度的患有此种病，其后附近其他地方也发现此类病症。经数年调查研究，于1956年8月由日本熊本国立大学医学院研究报告证实，这是由于居民长期食用了八代海水俣湾中含有汞的海产所致，该事件被认为是一起重大的工业灾难。

汞也称水银，是我们常用的温度表里显示多少度的银白色金属，它是一种剧毒的重金属，具有较强的挥发性。汞对于生物的毒性不仅取决于它的浓度，而且与汞的化学形态以及生物本身的特征有密切关系。一般认为，汞是通过海洋生物体表（皮肤和鳃）的渗透或摄含汞的食物进入体内的。

汞进入海洋的主要途径是工业废水、含汞农药的流失以及含汞废气的沉降。此外，含汞的矿渣和矿浆也是其来源之一。上文提到的日本水俣镇有一个合成醋酸工厂，在生产中采用氯化汞和硫酸汞两种化学物质作催化剂。催化剂在生产过程中仅仅起促进化学反应的作用，最后全部随废水排入临近的水俣湾内，并且大部分沉淀在湾底的泥里。工厂所选的催化剂氯化汞和硫酸汞本身虽然也有毒，但毒性不很强。然而它们在海底泥里能够通过一种叫甲基钴氨素的细菌作用变成毒性十分强烈的甲基汞。甲基汞每年能以 1% 速率释放出来，对上层海水形成二次污染，长期生活在这里的鱼虾贝类最易被甲基汞所污染，据测定水俣湾里的海产品含有汞的量已超过可食用量的 50 倍，居民长期食用此种含汞的海产品，自然就成为甲基汞的受害者。一旦甲基汞进入人体就会迅速溶解在人的脂肪里，并且大部分聚集在人的脑部，黏着在神经细胞上，使细胞中的核糖酸减少，引起细胞分裂死亡。

科学试验证实，人体血液中汞的安全浓度为 1 微克/10 毫升，当到达 5 ~ 10 微克/10 毫升时，就会出现明显中毒症状。经计算，如果一个人每天食用 200 克含汞 0.5 毫克/千克的鱼，人体所摄入的汞量恰好在此安全范围内。然而，经测定水俣湾的海产品汞的含量高达每千克几十毫克，已大大超标。此外，人们每天还要搭配其他食品，其中也可能含有一定量的汞，这样全天摄入的总量就更是大大超过安全限度标准了。

汞极易于由环境中的污染物通过各种途径对食品造成污染，直接影响人们的饮食安全，危害人体的健康。汞是蓄积作用较强的元素，主要在动物体内蓄积。湖泊、沼泽中的水生植物、水产品易蓄积大量的汞。鱼是汞的天然浓缩器，鱼龄越大，体内蓄积的汞就越多。20世纪50年代后期，农业上使用含汞杀螨剂以来，汞对土壤、自然水系、大气的污染日益严重。工厂排放含汞的废水，是水体污染的主要来源。我国生活饮用水水质卫生标准规定汞不超过0.001毫克/升。

（3）镉污染

20世纪初期开始，人们发现日本中部地区的富山县水稻普遍生长不良。1931年又出现了一种怪病，患者大多是妇女，病症表现为腰、手、脚等关节疼痛。病症持续几年后，患者全身各部位会发生神经痛、骨痛现象，行动困难，甚至呼吸都会带来难以忍受的痛苦。到了患病后期，患者骨骼软化、萎缩，四肢弯曲，脊柱变形，骨质松脆，就连咳嗽都能引起骨折。患者不能进食，疼痛无比，常常大叫"痛死了！""痛死了！"有的人因无法忍受痛苦而自杀。这种病由此得名为"骨痛病"或"痛痛病"（Itai-Itai Disease）。1946～1960年，日本医学界从事综合临床、病理、流行病学、动物实验和分析化学的人员经过长期研究后发现，"骨痛病"是由于神通川上游的神冈矿山废水引起的镉中毒。据记载，由于工业的发展，富山县神通川上游的神冈矿山从19世纪80年代成为日本铝矿、锌矿的生产基地。神通川流域从1913年开始炼锌，"骨痛病"正是由于炼锌厂排放的含镉废水污染了周围的耕地和水源而引起的。

镉是重金属，是对人体有害的物质。人体中的镉主要是由于被污染的水、食物、空气通过消化道与呼吸道摄入体内的，大量积蓄就会造成镉中毒。神冈的矿产企业长期将没有处理的废水排放注入神通川，致使高浓度的含镉废水污染了水源。用这种含镉的水浇灌农田，稻秧生长不良，生产出来的稻米成为"镉米"。"镉米"和"镉水"把神通川两岸的人们带进了"骨痛病"的阴霾中。1961 年，富山县成立了"富山县地方特殊病对策委员会"，开始了国家级的调查研究。1967 年研究小组发表联合报告，表明"骨痛病"主要是由于重金属尤其是镉中毒引起的。1968 年开始，患者及其家属对金属矿业公司提出民事诉讼，1971 年审判原告胜诉。被告不服上诉，1972 年再次判决原告胜诉。

人体的镉中毒主要是通过消化道与呼吸道摄取被镉污染的水、食物、空气而引起的。环境中的镉可通过水生生物的养殖进入食品。作物的根系可吸收土壤中的镉，镉污染地区的蔬菜粮食等食物中的镉含量远高于无污染地区。镉在人体积蓄作用，潜伏期可长达 10～30 年。镉被人体吸收后，在体内形成镉硫蛋白，选择性地蓄积于肾、肝中。其中，肾脏可吸收进入体内近 1/3 的镉，是镉中毒的"靶器官"。其他脏器如脾、胰、甲状腺和毛发等也有一定量的蓄积。镉在体内可与含羟基、氨基、硫基的蛋白质分子结合，使许多酶系统受到抑制，从而影响肝、肾器官中酶系统的正常功能。由于镉损伤肾小管，病者出现糖尿、蛋白尿和氨基酸尿。特别是使骨骼的代谢受阻，造成骨质疏松、萎缩、变形等一系列症状。

平时多饮水，多喝淡盐水，多吃紫菜、海带，有利于防治镉中毒。根据世界卫生组织的建议，每人每周接触的镉不应超过每千克体重7微克。各国对工业排放"三废"中的镉都做出了极为严格的规定。应注意呼吸系统或肾脏损害为主的临床表现和尿镉测定，以及早诊断和排除镉中毒，并给予积极的处理。

（4）有害的砷

砷污染中毒事件或导致的公害病（慢性砷中毒）已屡见不鲜。如在英国曼彻斯特因啤酒中添加含砷的糖，造成6000人中毒和71人死亡。日本森永奶粉公司，因使用含砷中和剂，引起12100多人中毒，130人因脑麻痹而死亡。典型的慢性砷中毒在日本宫崎县吕久砷矿附近，因土壤中含砷量高达300~838毫克/千克，致使该地区小学生慢性中毒。日本岛根县谷铜矿山居民也有慢性中毒患者。我国规定居民区大气砷的日平均浓度为3微克/立方米，饮用水中砷最高容许浓度为0.04毫克/升，地表水包括渔业用水为0.04毫克/升。

作为氮家族的一员，砷是无臭无味的半金属，自然存在于岩石和土壤中。它可以与其他元素合成有机和无机砷，而后者毒性更强，在水中更常见。含砷废水、农药及烟尘都会污染土壤。砷在土壤中累积并由此进入农作物组织中。砷对农作物产生毒害作用最低浓度为3毫克/升，对水生生物的毒性亦很大。砷和砷化物一般可通过水、大气和食物等途径进入人体，造成危害。

砷进入人体内被吸收后，破坏了细胞的氧化还原能力，影响细胞正常代谢，引起组织损害和机体障碍，可直接引起中毒死亡。如果将砷作用于人体局部，最初有刺激症状，久之出现组织坏死。砷对黏膜具有刺激作用，可直接损害毛细血管。经黏膜（包括阴道）或皮肤吸收的砷及化合物，主要沉积在毛发、指甲、骨、肝和肾等器官。常人服入三氧化二砷 0.01～0.05 克，即可中毒，出现中毒症状；服入 0.06～0.2 克，即可致死；在含砷化氢为 1 毫克/升的空气中，呼吸 5～10 分钟，可发生致命性中毒。世卫组织认为，长期饮用含砷量超过 10 毫克/升的水可导致砷中毒，这是一种导致皮肤紊乱、坏疽以及肾癌和膀胱癌的慢性病。

由于砷与毛发、指甲皮肤的角化组织有亲和力，无论是慢性砷中毒或急性砷中毒，只要其中毒后尚存活一周以上，便可从毛发中发现较多含量的砷。而头发中的微量元素与人血中的成分比较相似，它能准确地反映出人体内部新陈代谢的状况。而血液的各种成分都是来自周围环境以及在此环境中产生的食物。

对于砷中毒者可用二巯基丙磺酸钠或二巯基丁二酸钠等解毒药对症治疗。治理砷污染，首先不要将高砷水用来灌溉，其次不要让在受到砷污染的土壤上种植的植物进入食物链。对于已经受到污染的土壤，可以用植物来进行环境修复。

总的来说，控制重金属对食品的污染首先要从源头上把关，严格控制工业"三废"和城市生活垃圾对农业环境的污染。其次，加快推行标准化生产，加强农产品质量安全关键控制技术研究与推广，加大无公害农产品生产技术标准和规范的实施力度。第三，加强食品安全监督与检验，强化质量管理，完善食品安全检验检测体系。另外，还要加强食品安全教育，提高公众环保意识，加强群众监督，共同保护自然生态环境，维护人体健康。

2. 农（兽）药、化肥污染

有关农药、兽药、化肥污染食物的问题近几年也层出不穷，严重影响了人们的食品安全，成为食品安全问题谈之色变的"元凶"。

（1）农药污染

农药是重要的农业生产资料，农药不仅可以有效地控制病虫害，消灭杂草、提高农作物的产量和质量，而且可以减轻劳动强度，降低人工费用。但化学农药是有毒有害物质，如不合理使用会产生残留问题，污染环境和农产品，危害人体健康。

自 20 世纪 40 年代滴滴涕问世以来，化学农药进入极盛时期。60 年代发现有机氯农药高残留和污染环境问题，而后发展的有机磷农药和氨基甲酸酯农药的高毒产品在生产和使用上均不安全。至 70 年代中期，出现了超高效农药，拟除虫菊酯类农药成为其中一种，这类农药药效比有机磷和氨基甲酸酯类农药高 5～20 倍甚至百倍；杀菌剂、除草剂中同时出现了一些超高效的产品。虽然施用量小，毒性、残留和污染问题减轻了，但由于这类农药对病菌、害虫、杂草等有更高的杀伤作用，因而对哺乳动物会有不同程度的伤害。

已有报道表明，癌症发病率的逐年提高与农药使用量成正比，农村儿童白血病 40% ~ 50% 的诱因之一是农药。另外，妇女的自然流产率与畸形胎儿出生率的增高都与使用农药有关。某些除草剂可致使胎儿畸形，如小头畸形、多趾等。目前我国农药使用量大约为 20 吨，由于农药的不合理使用，真正利用率仅 10% ~ 20%，其余进入环境。许多农民由于缺乏环保知识，施用农药的技术不过关，因此农药事故屡有发生。由农药引发的事故在美国每年高达 3 ~ 4 万人受害，我国每年也有上万人甚至 10 万人以上受害。农药对人体的危害可概括为以下三个方面。

①急性毒性

急性中毒主要由于误食、误服农药，或者食用了喷洒高毒农药不久的蔬菜和瓜果，或者食用了因农药中毒而死亡的畜禽肉和水产品而引起。中毒后常出现神经系统功能紊乱和胃肠道症状，严重时会危及生命。引起急性中毒的农药主要是高毒类杀虫剂、杀鼠剂和杀线虫剂，尤其是高毒的有机磷和氨基甲酸酯农药毒性很强。目前我国高度农药品种多、产量高、用量大，因农产品农药残留量超标引发的食物中毒时有发生。

②慢性毒性

目前使用的绝大多数有机合成农药都是脂溶性的，易残留于食品原料。若长期食用农药残留量较高的食品，农药则会在人体内逐渐蓄积，最终导致机体生理功能发生变化，引起慢性中毒。许多农药可损害神经系统、内分泌系统、生殖系统、肝脏和肾脏，降低机体免疫功能，引起各种疾病。这种中毒过程较为缓慢，症状短时间内不是很明显，但潜在的危害性很大。

③特殊毒性

目前通过动物实验表明，有些农药具有致癌、致畸和致突变作用，或者具有潜在"三致"作用。

为了实施农药管理的法制化和规范化，加强农药生产和经营管理，许多国家设有专门的农药、食品和药物管理机构，制定严格的登记制度和法规。美国农药归属环保局（EPA）、食品和药物管理局（FDA）和农业部（USDA）管理。我国也很重视农药管理，颁布了《农药登记规定》，要求农药在投产之前或国外农药进口之前必须进行登记，凡需登记的农药必须提供农药的毒理学评价资料和产品的性质、药效、残留、对环境影响等资料。1997年颁布了《农药管理条例》，规定农药的登记和监督管理工作主要归属农业行政主管部门，并实行农药登记制度、农药生产许可证制度、产品检验合格证制度和农药经营许可证制度。未经登记的农药不准用于生产、进口、销售和使用。《农药登记毒理学试验方法》和《食品安全性毒理学评价程序》规定了农药和食品中农药残留的毒理学试验方法。

为了合理安全使用农药，我国自20世纪70年代后相继禁止或限制使用一些高毒、高残留、有"三致"作用的农药。我国《农药管理条例》（1997年颁布，2001年修改执行）第二十七条规定：使用农药应当遵守国家有关农药安全、合理使用的规定，按照规定的用药量、用药次数、用药方法和安全间隔期施药，防止污染农副产品；同时规定：剧毒、高毒农药不得用于防止卫生害虫，不得用于蔬菜、瓜果、茶叶和中草药材。为了安全使用农药,早在 1982 年,我国就颁布了《农药安全使用规定》,将农药分为高、中、低毒三类,规定了各种农药的使用范围。《农药安全使用标准》(GB 4285)和《农药合理使用准则》(GB 8321. 1 ~ GB 8321. 6)规定了常用农药所适用的作物、防治对象、施药时间、最高使用剂量、稀释倍数、施药方法、最多使用次数、安全间隔期(即最后一次使用农药后距农作物收获的天数)和最大残留量等,以保证农产品中农药残留量不超过食品卫生标准中规定的最大残留限量标准。

FAO/WHO 及世界各国对食品中农药的残留量都有相应规定,并进行广泛监督。我国政府也非常重视食品中农药残留,已制定、修订 136 个农药的各类食品中残留限量标准和相应的残留限量检测方法。为了与国际标准接轨,增加我国食品出口量,还有待于进一步完善和修订农产品和食品中农药残留限量标准。应紧跟国际动态,加强各种农药残留检测方法的开发和食品卫生监督管理工作,建立和健全各级食品卫生监督检验机构,加强执法力度,不断强化管理职能,建立先进的农药残留分析监测系统,加强食品中农药残留的风险分析。

食品在消费前受到一系列处理如洗涤、去皮、装罐或烹调等。在这些处理过程中,常使食品中残留农药有不同程度消除。根据某种农药的物理、化学性质可预测在上述过程中残留量的变化程度。各个过程的作用如下:

①洗涤。若为表面残留,经简单的洗涤操作就可除去,对存在组织内的残留农药,洗涤几乎没有什么作用。与农药的水溶解度有关,

强极性水溶性的农药比极性的更容易除去。这是因为不仅在洗涤中农药的高溶解性，而且进入蜡质层的可能性小。热洗和烫漂处理比冷洗更有效，加入洗涤剂后效果可能更佳。

②去壳、剥皮。大多数直接施用于作物的杀虫剂和杀菌剂，在表皮上迁移或渗透作用不大，其残留农药基本上在外表皮上。经去壳、剥皮可除去部分农药残留物。梨和苹果剥皮后，滴滴涕可全部除去，六六六有部分尚存于果肉中。

③粉碎。在切碎、混合操作中，食品组织搅拌可引起酶和酸的释放，提高了在表皮上的农药残留的水解和降解速度。但大多数农药在酸性条件下较为稳定。

④烹调。烹调方法多种多样。在煎、炒、蒸、煮、炸、腌等操作过程中，可能使残留农药有不同程度的消减。但对稳定性强的农药，一般烹调过程对其影响不大。

⑤谷类加工。大部分残留物在谷物外壳部分。原粮加工成稻米、小麦粉、高粱米、玉米粉，六六六残留率分别为 17.2%、51.6%、30.9%、100%。在粮食加工过程中，农药大部分流失于糠麸中。

为了逐步消除和从根本上解决农药对环境和食品的污染问题，减少农药残留对人体健康和生态环境的危害，除了采取上述措施外，还应积极研制和推广使用低毒、低残留、高效的农药新品种，尤其是开发和利用生物农药，逐步取代高毒、高残留的化学农药。在农业生产中，应采用病虫害草综合防治措施，大力提倡生物防治。进一步加强环境中农药残留监测工作，健全农田环境监控体系，防止农药经环境或食物链污染食品和饮水。此外，还需加强农药在储藏和运输中的管理工作，防止农药污染食品，或者被人畜误食而中毒。不得将农药与食品混合装运、或者与食品同库储藏，被农药污染的运输工具和包装材料应及时处理干净。要规范食品安全生产的法规和政策，完善管理制度，实施食品生产、加工、储藏、运输和销售全过程中农药残留监控。加强食品中农药残留的监测，严禁受污染或农药残留量超标的食品进入市场。大力发展无公害食品、绿色食品和有机食品。

（2）兽药污染

兽药在养殖业生产中过量使用，特别是滥用和不遵守休药期的有关规定是造成食品兽药残留超标的主要原因。如今大量的抗生素被应用于畜禽疾病的预防和治疗。抗生素的大量应用，导致其在食品中大量残留，直接影响着食品的安全，特别是为了防治动物疾病使用抗生素从而导致的耐药菌株传递给人类的问题近来引起了人们的关注。例如，将抗生素作为助长剂在禽畜生长期间持续使用，导致了对环丙类抗生素耐药的空肠弯曲杆菌和鼠伤寒 DT104 血清型肠沙门杆菌等多种耐药性致病菌株的出现。激素的超标滥用是科技发展带来的影响食品安全的新型因素。从 20 世纪 50 年代中期开始，美国和英国就分别在牛等畜禽的养殖中采用雌性激素乙烯雌酚和乙烷雌酚作为饲料添加剂，使畜禽的日增体重提高10%以上，饲料转化率和瘦肉率也相应提高。由于生产每单位质量的肉所需要的饲料蛋白质大为减少，所以促进动物生长的激素所带来的经济效益十分可观。随着我国动物源性食品市场的不断扩大，由于经济利益的驱使，大量滥用动物促生长激素变得相当普遍，而且一些养殖户非法使用违禁激素。长期食用这些残留有少量激素的食品对人体内激素平衡可能会造成潜在的威胁，进而影响人体健康，如导致儿童性早熟、内分泌相关的肿瘤、生长发育障碍、出生缺陷、生育缺陷等。

我国上海市药监局 2006 年 11 月 17 日公布，该局从批发市场、超市及部分饭店现场采集 30 件冰鲜或鲜活的多宝鱼样品送检。结果显示，除重金属指标检测结果均合格外，30 件样品中全部检出了硝基呋喃类代谢物。同时，部分样品还分别检出恩诺沙星、环丙沙星、氯霉素、孔雀石绿、红霉素等药物残留，部分样品土霉素超过国家标准限量要求。上述这些药品均属人用药物，在国内外均属于禁用渔药。硝基呋喃类化合物药物尽管不会产生急性、亚急性危害，但人体长期大量摄入存在致癌的可能性。同时，鱼体内大量的抗生素药物残留，会使食用者产生耐药性，降低此类药物的临床治疗效果。因此，对人体的潜在危害不容忽视。

另外引起广泛关注的还有"瘦肉精"中毒事件。1998 年 5 月，17 名香港居民因食用内地供应的猪内脏而出现手指震颤、心悸等症状。接着内地也陆续出现了瘦肉精中毒的恶性事件。2001 年 3 月 22 日广东信宜北界发生中毒人数最多的瘦肉精中毒事件，致使 530 人到医院就诊。同年 11 月广东河源有 484 人中毒，此事件震惊了国务院。2005 年 11 月，江西应用技术学院 75 名学生因吃含瘦肉精的牛肝而集体中毒。自 2006 年 9 月 13 日起，上海市连续发生多起因食用猪内脏、猪肉导致的瘦肉精食物中毒事故。

瘦肉精的学名叫盐酸克伦特罗，又称氨哮素、克喘素，是一种白色或类白色的结晶性粉末，是一种治疗人支气管哮喘、肺心病的药品。20世纪80年代美国Cyanamid公司意外发现给动物饲喂高于治疗剂量5~10倍的盐酸克伦特罗，能改变其肉与脂肪的比例，加速脂肪的转化和分解，促进骨骼肌（瘦肉）生长，改善生产性能的作用，即具有所谓的营养再分配效应，因此得名"瘦肉精"。瘦肉精常被不法分子添加在饲料中，用于增加家畜、家禽的体重和提高瘦肉含量。用了药的猪毛色光亮，臀部肌肉饱满发达，生猪卖相非常抢眼，而屠宰后的猪肉由于瘦肉精的蓄积，色泽鲜红诱人。但事实上到现在为止没有一个国家通过β-激动剂类药物用于养殖业的规定，我国农业部也早在1997年下发文件，严禁"瘦肉精"在饲料中和畜牧生产中应用。但瘦肉精还是经常被非法使用，使我国各地瘦肉精中毒事件频繁高发，严重影响了食品安全形势。

瘦肉精对人体有很强的毒副作用，其不良反应主要有：①急性中毒有心悸、面颈、四肢肌肉颤动，甚至不能站立、头晕、头痛、乏力、恶心和呕吐等症状。②原有交感神经功能亢进的患者，如有高血压、冠心病、青光眼、前列腺肥大、甲状腺功能亢进者上述症状更易发，危险性也更大，可能会加重原有疾病的病情而导致意外。③与糖皮质激素合用会使心脏猝死发生的机会大大增加。④白细胞计数降低。⑤反复使用还会产生药物耐受性，对支气管扩张作用减弱，持续时间也将缩短。⑥长期食用会导致人体代谢紊乱，产生低血钾、高血糖及酮症酸中毒。⑦有研究表明，长期食用的话还有致染色体畸变的可能，从而诱发恶性肿瘤。

对动物性食品中的兽药残留问题，各国和地区都有很多相关的法规来严格控制兽药在动物养殖和生产中的合理使用，主要有如下几个方面的规定。

①禁止使用的兽药、在饲料中添加的治疗药物。欧盟制定了禁止使用的兽药名单，我国农业部也于2003年4月27日颁布了193号公告《食品动物禁用的兽药及其他化合物清单》，以此为准则来监控禁止使用的兽药。

目前欧盟允许在饲料中继续使用的抗生素仅有莫能霉素、盐霉素、黄霉素和卑霉素。我国农业部于2001年7月发布了《饲料药物添加剂使用规范》（〔2001〕20号），规定了饲料预混剂中准许使用的兽药、使用范围和最大使用量。

②允许使用的兽药和饲料添加剂必须遵守安全休药期。多数抗生素在动物体内残留消除的安全期为3~6天。对治疗动物，用药需凭兽医处方购买，遵守相关规定的用法、用量和休药期。

③制定动物性食品中兽药的最高残留限量，加强残留监测工作。我国以及欧盟、美国等国家都对批准使用但要控制残留限量的兽药规定了其在动物组织或产品中的最高残留限量，以此为动物食品检测结果和安全性的判断依据。

（3）饲料污染

饲料是畜禽的食物，饲料质量优劣不仅与畜禽生产能力有关，而且与畜产品的质量密切相关。现代人们对于畜产品的品质要求，除体脂硬度、胴体瘦肉率、肉品色泽和口感风味外，更主要的是对畜产品卫生质量的控制，特别是那些肉眼看不见、鼻子嗅不着、难以鉴别的内在卫生质量越来越引起人们的重视。因此，要让畜禽生产出让人类放心食用的卫生、安全且符合质量标准的优质肉、蛋、奶等畜产品，饲料的品质和安全性是最基本的先决条件。

①饲料的品质直接影响产品的质量

不同的畜禽其体脂构成不同，反刍动物的体脂硬度受饲料的影响较小，但猪饲料中脂肪的性质直接影响着猪体脂的硬度，如育肥后期的猪过量饲喂不饱和脂肪酸丰富的饲料，会导致猪肉内体脂变软，易发生腐败，不耐贮藏，降低了猪肉的品质，且不宜用作中式火腿和西式火腿生产之用。

畜禽胴体瘦肉率的高低，除因畜禽的品种和经济类型不同而异外，一般认为，同一品种和同一经济类型的畜禽，在饲料能值相同的情况下，饲料中含蛋白质相对较高的，胴体瘦肉率就高，脂肪相对较少。

畜禽肉品色泽也是决定畜禽肉质的重要因素。饲喂黄色玉米的鸡，鸡体就呈黄色，其品质高于白色鸡。

禽蛋的品质包括其营养成分、蛋黄色泽、蛋重等。除蛋白质外，饲料中维生素和微量元素的种类以及含量的多少，将直接影响禽蛋的营养成分。饲料中铁、锰、碘、铜的含量高，则蛋内这些元素的含量就高；家禽补饲青绿多汁饲料或维生素 A，可提高蛋中维生素 A 的含量；饲料中添加维生素 B_2、维生素 B_6，可相应增加蛋中维生素 B_2、

维生素 B_6 的含量，从而提高禽蛋品质。

奶类的品质一般指乳蛋白、乳脂、维生素和无机元素的含量，以及奶类的风味。饲料对奶类的品质（特别是乳脂）的影响较大。

②饲料安全直接影响食品的安全

饲料是人类的间接食品，饲料中有毒有害物质在畜产品中的残留，不仅给养殖业带来经济损失，还直接威胁人类的健康。如抗生素等药物在饲料的大量使用，会使人体对化学药物发生钝化乃至出现耐药性，给人的疾病治疗带来困难。饲料中有毒有害物质铅、砷、氟等的大量残留，以及高铜、高锌、有机砷的大量使用，必将通过饲养畜禽的排泄物，造成土壤和水源污染，对人类的生活环境构成威胁。

我国现阶段饲料安全中存在的主要问题有：饲料中添加违禁药品；超范围使用饲料添加剂；不按规定使用药物饲料添加剂；在反刍动物饲料中添加和使用动物性饲料；污染及霉变造成的饲料卫生指标超标；饲料标签标识行为问题较多；制售假冒伪劣产品的行为屡禁不止。

（4）化肥污染

化肥的使用作为现代农业增产的主要途径，在使农产品的产量大幅提高的同时，又因使用不当而产生污染，影响了作物的食用安全性。我国每年氮肥的使用量高达 2500 万吨，单位面积使用量是世界平均水平的 3 倍。过量地施用氮肥，会造成蔬菜中硝酸盐积累较多，而硝酸盐会进一步形成强致癌物质亚硝胺，对人体造成潜在的危害。此外，像前文中提到的，化肥在生产过程中难免带有一些对人体有害的重金属元素，如砷、镉、铬、汞、铅等，随化肥的长期使用进入土壤，并在土壤中累积，使作物中重金属含量较高。

二、添加剂与掺假：食品加工过程中的安全隐患

食品加工具有两面性，既可以改变食品的物质形态，增加食品的功能及花色品种，提高产品的附加值，调节市场供需平衡等，又可能增加食品不安全的机会。在食品加工过程中可能产生的食品安全问题途径有两个方面：一是食品加工过程中产生的污染，一是食品加工过程中营养素的损失和有害物质的产生。

1. 滥用食品添加剂

各国对于食品添加剂的定义、分类、要求等各不相同。目前，国际上尚无统一定义。广义的食品添加剂是指食品本来成分以外的物质。1965 年美国食品和药物管理局（FDA）给食品添加剂的定义引入了直接和间接含义。1983 年食品法典委员会（CAC）规定："食品添加剂是指其本身通常不作为食品消费，不是食品的典型成分，而是在食品的制造、加工、调制、处理、装填、包装、运输或保藏过程中，由于技术（包括感官）的目的而有意加入食品中的物质，但不包括污染物或者为提高食品营养价值而加入食品中的物质。"我国《食品卫生法》规定：食品添加剂是指为改善食品品质和色、香、味以及为防腐和加工工艺的需要而加入食品中的化学物质或天然物质。

按来源划分，国际上通常把食品添加剂分成三大类，①天然提取

物；②用发酵等方法制取的物质，如柠檬酸等，它们有的虽是用化学法合成的，但其结构和天然化合物相同；③纯化学合成物，如苯甲酸钠。目前，天然食品添加剂品种少，价格较高，因此就开发了许多价格低廉的合成食品添加剂，使食品添加剂的种类在不断扩大。如美国现在已经有 25000 种以上不同的食品添加剂应用在大约 20000 种以上食品中；欧盟约使用 1000~1500 种；我国许可使用的食品添加剂由 20 世纪 70 年代的几十种发展到目前卫生部颁发许可使用的 1516 种（截至 1997 年 7 月），其中包括食品用香料 996 种和推荐性加工助剂 101 种。

按食品添加剂功能分类，FAO/WHO 食品添加剂和污染物法规委员会（CcFAC）1988 年将添加剂分为 21 类（不包括营养强化剂、酶制剂、香料等）。1990 年我国国家技术监督局批准了食品添加剂分类和代码（GB 12493—90），按其主要功能不同将食品添加剂分成 20 大类，包括酸度调节剂、抗结剂、消泡剂、抗氧剂、漂白剂、膨胀剂、胶姆糖基础剂、着色剂、护色剂、乳化剂、酶制剂、增味剂、面粉处理剂、被膜剂、水分保持剂、营养强化剂、防腐剂、凝固剂、甜味剂、增稠剂等 20 类和其他，因香料品种太多另为一类。另外，1997 年卫生部推荐了加工助剂类。同时食品添加剂的分类和代码（GB 12493—90）对食品添加剂新原料或食品新资源、新品种的卫生监督和评价进行了规定，包括：①卫生学调查；②毒理学试验；③每日允许摄入量（ADI）确定；④食品添加剂每日实际摄入量；⑤生产和使用新食品添加剂审批手续。其中卫生学调查包括：了解添加剂名称、来源、生产单位；化学结构、主要成分；制造工艺；理化性质与纯度；食用方式和食用量；分析方法；食品的安全性、化学变化和对其他营养成分的影响等有关实验材料；人体资料等。

随着化学添加剂的诞生和发展，人类健康不断受到威胁。食品添加剂对人体的毒性概括起来有致癌性、致畸性和致突变性，这些毒性的共同特点是要经历较长时间才能显露出来，即对人体产生潜在的毒害，这也就是人们关心食品添加剂安全性的原因。如动物试验表明甜精（乙氧基苯脲）除了引起肝癌、肝肿瘤、尿道结石外，还能引起中毒。另外，动物试验表明大量摄入苯甲酸导致肝、胃严重病变，甚至死亡；大量摄入对羟基苯甲酸酯类将影响生长发育；过量摄入亚硝酸盐可致癌。

有时食品添加剂自身毒性虽低，但由于抗营养因子作用，以及食品成分或不同添加剂之间的相互作用、相互影响，就可能生成意想不到的有毒物质。几乎所有的食品添加剂都有一定的毒性，只是程度不同而已，还有的食品添加剂具有特殊的毒性。另外，食品添加剂具有叠加毒性，即两种以上的化学物质组合之后会有新的毒性。食品添加剂表现出来的叠加毒性比想象的要多得多，食品添加剂的一般毒性和特殊毒性均存在叠加毒性，当它们和其他的化学物质如农药残留、重金属等一起或同时摄入的话，使原本无致癌性的化学物质转化为致癌性的物质。因此，除重视添加剂在原料、加工过程、最终加工和烹饪为成品的食品安全问题外，同时更要充分调查和研究从食物摄入体内开始到消化道内生成的有害物质的病害性以及叠加毒性问题。

食品添加剂也是造成儿童过激行动的原因。美国有关人士针对有些孩子有过激行为，易激动，常伴有暴力等异常行为进行研究，认为这是水杨酸、着色料、香料等食品添加剂造成的。

下面介绍几种常见食物添加剂的毒性。

（1）防腐剂（苯甲酸及其盐、山梨酸及其盐、乳酸链球菌素）

苯甲酸和苯甲酸钠作为食品防腐剂（控制细菌生长）用于一些食品中。苯甲酸大鼠经口 LD50 为 1700～4000 毫克/千克，动物最大无作用剂量（MNL）为 500 毫克/千克。亚慢性试验表明在体内无蓄积作用，无致畸、致癌、致突变作用。近来有毒性研究表明，对啮齿动物已增加了肝、肾的重量以及蛋白质的血清水平。当喂以含 3% 苯甲酸钠量的膳食量给小鼠或 2.4% 的量给大鼠时，观察到鼠的肝扩大和坏死现象。但苯甲酸作为食品添加剂是安全的，其 ADI 值为 0～5 毫克/千克体重。使用量可参照《食品添加剂使用卫生标准》（GB 2770—1996）的规定，一般在碳酸饮料中最大使用量为 0.2 克/千克，低盐酱菜、酱类、蜜饯为 0.5 克/千克，酱油、食醋、果蔬饮料等中最大使用量为 1.0 克/千克。苯甲酸及其钠盐若大量摄取将出现一些不良症状，如：饮食量及体重的减少，死亡率的增加，肠出血，肝脏、肾脏的肥大，肝脏中磷脂的减少，骨骼中钙的丢失，过敏，痉挛等症状。

山梨酸可参加体内正常代谢，最后分解为二氧化碳和水，亚急性毒性作用试验和慢性毒性作用试验都证明其毒性作用很低，因此是安全性较高的防腐剂。山梨酸一般用于肉、鱼、蛋、禽类制品时，最大使用量是果蔬类食品，用量为 0.075 克/千克；碳酸饮料为 0.2 克/千克；酱油、醋、豆制品、糕点等食品为0.1克/千克体重；葡萄酒、果酒为0.6克/千克体重。

乳酸链球菌素别名为乳酸链球菌肽，其抑菌谱广泛，几乎对所有革兰阳性菌均有活性。但对霉菌和酵母的影响很弱，且需在酸性条件下方能保证其稳定，故一般仅应用于乳制品、罐装食品、植物蛋白食品。

乳酸菌链球素具有不可逆的杀菌作用，在人的消化道中可被蛋白酶水解消化成氨基酸，对健康无害且在低浓度下有生物活性，是一种比较安全的防腐剂，不会改变肠道正常菌群，不会引起药性，更不会产生与其他抗生素交叉的抗性。对其的微生物毒性研究表明，无微生物毒性或致病作用，比较安全无副作用，是一种比较安全的防腐剂。

（2）漂白剂（亚硫酸类）

漂白剂的作用是抑制或破坏食品中的各种发色因素，使色素褪色或使有色物质分解为无色物质，或使食品免于褐变，以提高食品品质。漂白剂按其作用机理分为还原漂白剂和氧化漂白剂。还原漂白剂具有一定的还原能力，主要是亚硫酸及其盐类，如亚硫酸钠、次亚硫酸钠、焦亚硫酸钠等。

漂白剂适用于植物性食品，不适用于动物性食品，因为其可掩盖动物性食品腐败迹象。用亚硫酸盐漂白的植物性食品，由于SO_2（二氧化硫）消失后可发生变色，抑菌作用也消失，而且在加工时往往在食品中残留过量SO_2，过高的SO_2残留量会使食品带有臭味，影响质量。另外，亚硫酸钠具有防腐作用，消耗食物组织中的氧，抑制好氧菌的活性，并抑制微生物体内酶的活性。在加工的海产品中残留有亚硫酸盐，一般来说，虾煮后亚硫酸盐可减少约33%。日本试验则显示在广泛的加工食品中自然产生的亚硫酸盐的量，在一些蔬菜（葱、蒜、萝卜和蘑菇）中一般含量少于1毫克/千克，而其他海产品（海藻、虾）的含量则大于1毫克/千克，SO_2及其各种亚硫酸制剂在允许限量下是安全的，过量则产生各种毒害作用。如吸入过量SO_2，后可产生各种症状，甚至死亡。另外，研究表明亚硫酸盐制剂可在一些对亚硫酸盐敏感人群中引起威胁生命的反应，同时在消费含亚硫酸盐的食品后一些依赖类固醇的哮喘患者可患危及生命的病症，因此要按规定使用并进行检测，严格控制用量。

（3）抗氧化剂

食品在储藏及保鲜过程中不仅会出现由于腐败菌群而导致变质，而且也会出现由于氧气作用而形成的氧化变质。特别是油脂的氧化，不仅影响食品的风味，而且产生有毒的氧化物或致癌物质、心脑血管疾病诱发因子等有害物质。因此，对于油脂或含油脂的食品，需要使用抗氧化剂或使用瓶、罐及真空包装等措施阻断空气与食品的接触。现在作为食品抗氧化剂的物质有10多种，它们可分为水溶性和脂溶性两大类。此外，有些自身物质并没有抗氧化作用，但是如果和其他抗氧化剂并用，可以显著提高抗氧化效果，这类物质被称为抗氧化促进剂。

（4）呈味剂（酸味剂、甜味剂、鲜味剂）

作为酸味剂食用的主要是有机酸，包括柠檬酸、酒石酸、苹果酸等天然有机酸。无机酸使用较多的是磷酸。多数有机酸是安全无毒的，不需要规定其 ADI 值，在食品加工时可按正常生产需要量添加。

甜味剂在所有食品添加剂中是最敏感也最具争议的。甜味剂包括天然甜味剂和不产生热量的人工合成甜味剂。天然甜味剂中的蔗糖、果糖、葡萄糖等具有较高的营养价值，属于食品原料，不作为食品添加剂来限制使用。

另外常用的鲜味剂有谷氨酸钠（即味精），是世界上除食盐外消耗量最多的调味剂，世界年产量百余万吨。1987 年以前世界各国对谷氨酸可引起的不良反应开始注意，如对所谓"中国餐馆症"——即烹饪中使用过量的味精，经使用后出现过敏反映等进行过长期的争论。1988 年 FAO/WHO 的食品添加剂联合专家委员在第 19 次会议结束了对谷氨酸钠安全性的讨论，肯定了其安全性，并取消了对未满 12 周婴儿不宜使用的限制。我国食品添加剂食用标准对谷氨酸钠已不限制使用。

（5）着色剂

着色剂是使食品着色的添加剂。按其来源不同分为天然和人工合成着色剂两类。天然色素色泽自然、种类繁多，有的含有一定的营养价值和药用价值，具有一定的安全性，并为人们所信赖，而人工合成色素需要考虑安全性问题。FAO/WHO 的食品添加剂联合专家委员会（JECFA）根据各国送来的安全性数据进行评议，对柠檬黄、夕阳红、新红、靛蓝、亮蓝、赤藓红、胭脂红和苋菜红制定出 ADI 值。这 8 种合成色素在我国已经允许使用，它们与其他合成色素相比，可以认为是安全性比较高的合成色素。然而由于人工合成色素的毒性结果不一，对不少品种的人工合成色素安全性目前尚有争议，如美国坚持废除苋菜红；有极少数人对柠檬黄也有过敏反应。

合成色素本身及其代谢物对人体的毒害可能表现在三个方面，即一般毒性、致泻作用和致癌作用。此外，产品中可能还混杂着某些燃料中间体或产生有毒副产品，如苯酚、苯胺等对人体会造成一定的毒害。此外，一些未经批准的合成色素或者严禁使用的工业染料，如苏丹红一号，具有一定的致癌性。它们一旦加入到食品中，则可能带来较大的安全风险。

（6）增香剂（香料和香精）

增香剂（或称赋香剂）有香精和香料，在食品加工中用来改善或加强食品香气和香味。香精和香料的食品安全问题产生于香精的调配或香料的提取、合成过程中由于原材料中含微量杂质或污染引起。

根据香料来源和制法，香料可分为天然香料和合成香料。用于食品中的天然香料大多是从植物中提取的，天然香料安全性高，具有特殊增香作用，而合成香料的安全性较天然香料低，绝大多数香料在国际上还未进行卫生学评价。由于香料添加量小，因此直接由于香料所引起的食品安全问题也常被人们所忽视。随着生活水平的提高，人们对它的安全性问题愈加重视起来，我国对香料的卫生管理，采用指令性香料的品种，允许这些品种按正常需要添加。

（7）乳化剂

乳化剂是能改善乳化体中各种构相之间的表面张力，形成均匀分散或乳化体的食品添加剂。食品乳化剂使用量最大的是脂肪酸单甘油酯，其次是蔗糖酯、山梨糖醇酯、大豆磷脂等。乳化剂能稳定食品的物理状态，改进食品组织结构，简化和控制食品加工过程，改善风味、口感、延长货架期等。乳化剂是消耗量较大的一种添加剂，各国允许使用的种类很多，我国允许使用的种类有近 30 种。在使用过程中它们不仅可以起到乳化的作用，还兼有一定的营养价值和医药功能，是值得重视和发展的一类添加剂。但是，在食品中添加的量和方式对食品的安全有直接的影响，故正确的使用方法是非常关键的问题。

食品添加剂按照标准并在进行卫生和安全性的监督管理下在允许范围内使用，一般说是安全的。但是近年来，一些非法滥用食品添加剂影响食品安全的事件屡见不鲜，已经成为威胁食品安全的重要因素。譬如全球关注的苏丹红、毒茶叶、毒豆芽等事件。

（1）苏丹红

2005 年 2 月 16 日，英国食品标准署在其网站上大规模召回 359 种被人工合成染料苏丹红污染的食品，引起全球广泛关注。北京市食品安全办公室立即开展了排查工作，市工商局第一时间在亨氏美味源（广州）食品有限公司生产、批次为"2003 年 7 月 7 日"的"美味源"牌金唛桂林辣椒酱两个样本中均检出"苏丹红 1 号"。此后，市食品安全办公室组织工商、质检、卫生、出入境检验检疫等部门在全市抽检样品 2590 余件，查出 29 家生产企业的 53 个批次的食品含有苏丹红，对查扣的 16112 箱含苏丹红的食品集中统一销毁。本次虽然查出苏丹红的样本仅占总抽查量的 1% ~ 2%，但它造成的社会影响十分恶劣。从 3 月 5 日开始，这种化工染料就不断在广州、云南、上海等地检出，从辣椒酱、辣腐乳、熟食，到肯德基辣鸡翅……北京市食品安全办公室及时做了下架处理，并深追其销售渠道、原料来源。

据中央电视台《每周质量报告》2006 年 12 月 30 日的报道，西安市出现添加苏丹红四号的辣椒面。调查中记者发现几家辣椒面加工厂用苏丹红给辣椒染色，同时还用苏丹红染色的玉米皮掺假，这几家厂虽然规模都不大，但是每家厂的日产加工量都在一两千千克以上，这些含有苏丹红染料的辣椒面主要销往西北地区，以及四川、湖南、山东和北京等省市。

苏丹红为亲脂性偶氮化合物，主要包括Ⅰ、Ⅱ、Ⅲ和Ⅳ四种类型苏丹红，它是一种人工合成的红色染料，常作为一种工业染料，被广泛用于如溶剂、油、蜡、汽油的增色以及鞋、地板等增光方面。我国从未批准将"苏丹红"染剂用于食品生产，频繁爆发的"苏丹红"事件，都是食品生产企业违规在食品中加入非法添加物。

研究表明，"苏丹红一号"具有致癌性，会导致鼠类患癌，它在人类肝细胞研究中也显现出可能致癌的特性。由于这种被当成食用色素的染色剂只会缓慢影响食用者的健康，并不会快速致病，因此隐蔽性很强。长期食用含"苏丹红"的食品，可能会使肝部 DNA 结构变化，导致肝部病症。

（2）染色"毒茶叶"

2005 年 6 月，苏州市场和浙江丽水发现 1000 千克重金属严重超标的碧螺春茶叶。不法商贩收购贵州的茶叶原料，并利用当地的茶场工人，由造假者带来的技术员添加铅铬绿工业颜料仿制碧螺春。这些加工成本每 500 克约 75 元的所谓碧螺春，通过邮局发往江苏省苏州市和浙江省丽水市等地，以每千克 400 元左右的价格进行销售，使用"铅铬绿"颜料加工茶叶，目的是为了增加茶叶的绿度，使茶叶鲜亮翠绿更加好看，但是这种工业颜料中铅、铬含量很高，其中铅的含量超过国家标准 60 倍，成为可怕的"毒茶叶"。

铅铬绿是一种工业颜料，主要用于油漆、涂料、塑料、纸张生产，具有很强的着色能力，不易褪色。但是铅铬绿中的铅、铬等重金属元素具有毒性，摄入人体将造成危害，因此不能食用。如果用 10 克添加了铅铬绿的茶叶泡茶水的话，通过茶水就可以摄入到 150 微克的铅。2000 年，中国疾病预防控制中心营养与食品安全研究所所做的中国膳食研究表明，每个成年男子一天摄入铅的水平是 82.5 微克，那么仅仅通过 10 克的茶就可以达到 150 微克的铅，可想而知后果是多么严重。长期饮用这样的茶水的话，会对人造成肝脏或者肾脏的损害，或者胃肠道、造血器官的损害。

（3）毒豆芽

2005 年 7 月，检查人员在杭州江干区某处豆芽加工厂内，发现了大量的青霉素、土霉素、保险粉（连二亚硫酸钠）等药剂和化学物质。操作工人说，要想豆芽产量高，看相好，关键就在于绿豆浸泡，大部分的药要在第一道工序上就加上了，效果最好。加了这些强效药物之后，绿豆出芽率高，豆芽生长快，原本十天半个月才能长成的豆芽，只需 7 天就可提前上市。在这期间，每天还要喷洒激素、无根剂，确保豆芽长得粗壮。用药的 500 克绿豆，至少能发出 5000 克以上的豆芽。即便在出场前的一天，操作工还是要放入保险粉等，确保豆芽不腐烂。杭州市农业局提供的数据显示，江干区豆芽作坊的生产者多为福建等外来人员，分散在笕桥、彭埠两镇 20 多个生产点，这些无证作坊日产豆芽 30 吨左右，占到了杭州市区豆芽日消费量的 70%～80%。杭州市质监部门对豆芽作坊的水样检测报告称，水样中有因过量使用保险粉引起 2.4% 的二氧化硫残留。长期食用二氧化硫残留过高的食物，会对人体肠胃造成损害。

要确保食品添加剂食用安全，必须加强食品添加剂管理，包括食品添加剂的毒理学评价、食品添加剂使用量标准的制定、食品添加剂的标准审批、生产或使用食品添加剂审批手续、食品添加剂法规等。我国食品添加剂生产和使用标准是根据食品毒理学评价、各部门生产和使用食品添加剂的需要、效果和建议，由卫生部和国家标准总局批准颁布实施。食品添加剂使用标准是提供安全使用食品添加剂的定量指标，包括添加剂的品种、使用目的、范围以及最大使用量（或残留量）。WHO/FAO 食品添加剂专家委员会于 1957 年规定了《使用食品添加剂的一般原则》，就食品添加剂的安全性和维护消费者利益方面制定了一系列严格的管理办法。

美国是最早制定并执行食品添加剂法规的国家。1958 年修改了 1938 年的食品法，对一些已应用的食品添加剂进行管理和审查，审查内容包括化学性质、代谢过程、毒性、变态反应和三致试验。从 1972

年开始，美国用 10 年时间审查了 1958 年以前就使用的约 600 种美国称之为一般公认安全（GRAS）的食品添加物。

我国政府从 20 世纪 50 年代开始，对食品添加剂实行管理。60 年代后加强了对食品添加剂的生产管理和质量监督。我国根据食品添加剂的特殊情况还制定了一系列法规，如 1986 年 12 月我国国家标准局批准了《中华人民共和国国家标准食品添加剂使用卫生标准》（GB 2760—86）和《食品添加剂卫生管理办法》，1986 年 11 月卫生部颁发《食品营养强化剂使用卫生标准（试行）》和《食品营养强化剂卫生管理办法》，1997 年卫生部又颁发了《中华人民共和国国家标准食品添加剂使用卫生标准》（GB 2760—1996）。食品添加剂卫生监督需要通过检测和法律法规并行的方式进行监督，食品卫生法是强制手段。

2. 可怕的食品掺假

食品掺假是指向食品中非法掺入外观、物理性状或形态相似的非同种类物质的行为，掺入的假物质基本在外观上难以鉴别。如小麦粉中掺入滑石粉，味精中掺入食盐，油条中掺入洗衣粉，食醋中掺入游离矿酸等。据统计，2001 年我国工商行政管理机关受理消费者关于食品方面的申诉 67545 件，食品掺假排在商品申诉第一位。食品掺假不仅量大，而且出现了诸如广州有害大米、重庆有害酱油等恶性案件，社会影响极坏。从违法行为表现来看，主要是不法分子用矿物油抛光粮食，用含有害成分的工业废液兑制酱油，用双氧水、福尔马林等化学溶剂加工水发食品，超标使用食品添加剂，水果使用早熟剂，生猪饲料添加"瘦肉精"，肉类注水等。

下面介绍几种不法商贩经常采用的掺假方式。

（1）掺兑

主要是在食品中掺入一定数量的外观类似的物质取代原食品成分的做法，一般大都是指液体（流体）食品的掺兑。例如：香油掺米汤、食醋掺游离矿酸、啤酒和白酒兑水、牛乳兑水等。

（2）混入

在固体食品中掺入一定数量外观类似的非同种物质，或虽种类相同但掺入食品质量低劣的物质称作混入。例如：面粉中混入石粉、藕粉中混入薯粉、味精中混入食盐、糯米粉中混入大米粉等。

（3）抽取

从食品中提取出部分营养成分后仍冒充成分完整，在市场进行销售的做法称为抽取。例如：小麦粉提取出面筋后，其余物质还充当小麦粉销售或掺入正常小麦粉中出售；从牛乳中提取出脂肪后，剩余部分制成乳粉，仍以全脂乳粉在市场出售。

（4）假冒

采取好的、漂亮的精制包装或夸大的标签说明与内装食品的种类、品质、营养成分不相符的做法称作假冒。例如：假乳粉、假藕粉、假香油、假麦乳精、假糯米粉等。

（5）粉饰

以色素（或颜料）、香料及其他严禁使用的添加剂对质量低劣的或所含营养成分低的食品进行调味、调色处理后，充当正常食品出售，以此来掩盖低劣的产品质量的做法称为粉饰。例如：糕点加非食用色素、糖精等；将过期霉变的糕点下脚料粉碎后制作饼馅；将酸败的挂面断头、下脚料浸泡、粉碎后，与原料混合，再次制作成挂面出售等。

目前，市场上的食品掺假事件层出不穷，花样翻新，甚至防不胜防。某些不法厂家通过添加非法物质生产食品，对食品安全造成严重威胁，下面选取几个近年来发生的食品掺假的典型实例，以引起我们的警戒。

（1）过"白"的面粉

面粉并不是越白越好，当我们购买的面粉白得过分时，很可能是因为添加了面粉增白剂——过氧化苯甲酰，它是我国20世纪80年代末从国外引进并开始在面粉中普遍使用的食品添加剂。它主要是用来漂白面粉，同时加快面粉的后熟。其作用机理是：过氧化苯甲酰在面粉中水和酶的作用下，发生反应，释放出活性氧，来氧化面粉中极少量的有色物质达到使面粉增白的目的，同时生成的苯甲酸，能对面粉起防霉作用。

研究表明，过氧化苯甲酰会使皮肤、黏膜产生炎症，长期食用过氧化苯甲醛超标的面粉会对人体肝脏、脑神经产生严重损害。在国际上，所有欧盟成员国中，过氧化苯甲酰和过氧化钙这两种强氧化剂像"三聚氰胺"和"苏丹红"一样，不属于食品添加剂，不得用于任何食品中。澳大利亚和新西兰也规定，过氧化苯甲酰不得用于小麦粉中，仅可以作为其他食品的加工助剂使用，其最终残留在食品中的量不得超过 40 毫克/千克。而我国是世界上唯一一个批准在面粉中使用过氧化钙的国家。美国和加拿大批准氧化钙仅限于面包中使用。美国批准的使用量是 75ppm，加拿大批准的使用量是 100ppm，我国"食品添加剂使用卫生标准"规定过氧化苯甲酰的最大用量为 60ppm，即 0.06 克/千克面粉。早在 2001 年我国面粉加工行业的 65 家大企业就曾联名向有关部门呼吁禁用增白剂。2008 年 10 月 29 日，100 家大型面粉加工企业再次向卫生部、国家标准化管理委员会发出呼吁：禁止在小麦粉中使用过氧化苯甲酰等任何化学增白剂。

从 2004 年开始，国家粮食局陆续四次向卫生部提议禁止在小麦粉中添加增白剂。国家粮食局、国家粮食局标准质量中心、全国粮油标准化技术委员会、中国粮食行业协会、中国粮油学会以及全国百家面粉生产企业，面对面粉加工行业滥用增白剂愈来愈严重的状况，一而再、再而三地呼吁，禁止在面粉中使用过氧化苯甲酰等增白剂。长期以来还有人大代表、政协委员、专家学者的禁用呼声也一直不断。而超标使用增白剂的事件每天都在发生，国家工商总局 2008 年的一项抽查结果显示，增白剂超标的小麦面粉占 12%。截至 2009 年 3 月，是否禁用面粉增白剂，争论尚未有结果。

（2）掺假的毒大米

当我们购买的大米鲜亮无比时，很可能大米是用矿物油"抛光"的，使陈米焕发"青春"，冒充名牌。值得注意的是，用于工业产品的白蜡油和矿物油，根本不能用于食品，一旦食用，轻则影响人的消化系统和神经系统的健康，重则危及人的生命。

稻谷脱去稻壳后即为糙米，糙米去除绝大部分皮层和一部分胚后成为大米。白米米粒的表面还带有少量糠粉，影响大米的外观品质、储存性和米饭的口感，所以需要通过"抛光"工序去掉这部分糠粉。抛光只是清洁米加工的关键工序之一，由于抛光可去除米粒表层的糠粉，适当的抛光能使米粒表面淀粉胶质化，呈现一定的亮光，因而外观效果好，商品价值也得到提高。为提高大米表面的光亮度，不法厂商在抛光时不仅添加水，而且非法添加矿物油，虽然能使米粒外表更加光洁，但完全是以次充好，且添加的矿物油也让大米成了"毒大米"。

掺矿物油的"毒大米"如何鉴别？一种既简便又实用的方法是：用少量热水浸泡这种大米时，手捻之有油腻感，严重者水面可浮有油斑。另外是仔细看，因上油抛光米颜色通常是不均匀的，仔细观察会发现米粒有一点浅黄。而也有一些陈化大米经过上油抛光处理后可达到真假难辨的效果，需借助化学手段予以鉴别。经过"易容改装"流入市场的低档变质大米还有一个特点，就是通常外包装上都不会写明厂址及生产日期，价格也会比正常大米低一些。

（3）劣质的奶粉

从2003年开始，安徽阜阳100多名婴儿陆续患上一种怪病，脸大如盘，四肢短小，当地人称为"大头娃娃"，原因是这些婴儿食用劣质奶粉导致了营养不良综合征。据阜阳地区各医院核查，2003年5月以后住院儿童171名，其中因并发症死亡的儿童13名。截至4月21日，阜阳市场上销售的奶粉涉及141个厂家、149个品牌、205个品种。通过抽查送检，共查出不合格奶粉46个厂家、55个品种，生产单位涉及8个省、自治区、直辖市。不合格原因是不法厂家在生产时故意在产品中掺入了大量不含任何牛奶成分的廉价原料，产品通常用白糖、菊花晶、炒面及少量真正的奶粉掺制而成，导致蛋白质含量不达标。其中蛋白质低于5%的有31种，含量最少的仅为0.37%，钙、磷、锌。铁等含量也普遍不合格，基本上没有营养可言，比米汤还要差。食用蛋白质含量严重不足的空壳奶粉会造成婴儿长期营养不良，导致造血功能障碍、内脏功能衰竭、免疫力低下，致使婴儿头大身子小，身体虚，反应迟钝，皮肤溃烂，内脏肿大甚至死亡。随着劣质奶粉事件的披露，国务院总理温家宝做出批示，要求国家食品药品监督管理局对这一事件进行调查，很快由国家食品药品监督管理局、国家质量监督检验检疫总局、国家工商总局、卫生部组成的专项调查组先后奔赴阜阳进行调查，对当地2003年3月1日以后出生、以奶粉喂养为主的婴儿进行的营养状况普查和免费体检显示，因食用空壳奶粉造成营养不良的婴儿229人，其中轻中度营养不良的189人。

按照婴儿奶粉标准，0~6个月的婴儿奶粉蛋白质含量应为12%~18%，而劣质奶粉中蛋白质含量最低的含量只有0.37%。1~3个月的小婴儿体内还没有淀粉酶，不能消化植物性食物，食物中不能添加植物性成分。劣质奶粉为降低成本，大量添加麦芽糊精，由于不能被婴儿消化，致使蛋白质和热量不足，同时植物性成分中含有大量植酸，妨碍钙的吸收，最终导致婴儿发育不良。

家长在为孩子选购奶粉的时候，可以通过以下几个方法辨别奶粉的优劣。①试手感：袋装奶粉，用手指捏住包装袋来回摩擦，好奶粉会发出"吱吱"声；而劣质奶粉由于掺有葡萄糖等成分，颗粒较粗，故发出"沙沙"的流动声。②看颜色：好奶粉天然乳黄色；而劣质奶粉细看有结晶和光泽，或呈漂白色。③闻气：打开包装，好奶粉有牛奶特有的乳香味；劣质奶粉乳香味淡，甚至没有乳香味。④尝味道：取少许奶粉放进嘴里品尝，好奶粉细腻发黏，易粘住牙齿和舌头，且无糖的甜味；劣质奶粉放入人口中很快溶解，不粘牙，甜味浓。⑤看溶解速度：把奶粉放入杯中，溶解越快的越不好。用热开水冲时，好奶粉形成悬浮物上浮，搅拌之初会粘住调羹；劣质奶粉溶解迅速。

（4）夺命的假酒

1998 年 1 月 26 日，山西朔州市平鲁区人民医院接诊一例 36 岁的男性患者。患者的症状为咳嗽、胸闷、气短伴头晕、乏力，查体未发现阳性体征，胸片见肺纹理增粗，以支气管炎予以治疗。患者病情进展迅速，短时间内出现恶心、呕吐、头疼、视物不清、呼吸困难，询问病史得知患者曾于 1 月 25 日晚餐饮散装白酒 50 毫升。再次就诊，检查发现患者双侧瞳孔散大、对光反射消失，之后相继出现烦躁不安、昏迷，终因呼吸衰竭抢救无效于当晚八时死亡。当天另有五名出现类似症状的患者先后在入院后不久不明原因死亡。随后发现与第一例死者同桌饮酒的两人也出现类似症状，由此产生疑点，经详细了解得知他们在发病前均饮散装白酒 150～300 毫升不等。临床诊断为酒精中毒。经检测散装白酒样发现，死者所饮酒中所含的甲醇超过国家标准数百倍，结合其临床表现，确诊为甲醇中毒。

当地政府根据各医院提供的资料，发现患者数量有蔓延的趋势，为了防止中毒患者的进一步增加，山西省政府迅速在全省各地查封散装白酒销售点100多个，并通知各医院发现类似病例立即上报，并按甲醇中毒处理。采取这些措施后，发病的势头得到了有效控制。调查发现，该起中毒事件波及朔州、平鲁、灵丘三县（市），中毒患者共295例，死亡27例。在当地公安部门的努力下，很快查明了假酒的来源，并抓获了35名犯罪嫌疑人，据交代，此批酒是按100千克甲醇兑1吨酒的比例，搅拌成63度左右的散装白酒。根据此线索，很快查明了假酒流向，有效控制了中毒蔓延。

假酒一般用工业酒精兑制，所含的甲醇超过国家标准。甲醇是一种主要作用于神经系统的毒物。进入人体后，经过酶的作用，氧化为甲醛，甲醛对视网膜细胞有特殊的毒性作用，能导致视力丧失。同时，甲醛也能使神经系统功能发生障碍，甲醛还会对肝脏产生毒副作用，削弱肝脏功能。发病患者最初均有不同程度的恶心、呕吐、头疼、视物不清、胸闷气短。群体患者具备了视神经损伤、代谢性酸中毒，中枢神经系统损伤三大特点，临床上符合甲醇中毒。

对于甲醇中毒，目前尚无特效解毒药。一般应立即采取如下措施：①清除未吸收的甲醇，促进排出，视病情采用催吐或洗胃；②纠正酸中毒，主要用5%的碳酸氢钠溶液；③用10%的乙醇静滴或正规白酒口服；④眼部治疗采用地塞米松、山莨菪碱、利多卡因混合液球后注射；⑤保脑及其他抢救措施。

（5）注水肉

注水肉是人为地加了水以夸大重量增加牟利的生肉，是近年来常见的一种劣质产品。主要见于猪肉和牛肉。可以通过屠宰前一定时间给动物灌水，或者屠宰后向肉内注水制成。注水可达净重量的15% ~ 20%。注水肉颜色一般比正常肉浅，表面不粘，放置后有相当的浅红色血水流出。

中央电视台《每周质量报告》2003年9月14日报道：山东省聊城市每年屠宰的肉牛有五六十万头，市区附近的茌平县洪官屯乡有一家屠宰场，在当地颇具规模，这里每天车来人往，生意很是红火。一位老板夸口说：我们的牛肉质量好，是因为活牛屠宰前都要经过特殊的处理——"洗胃"。

在屠宰场记者看到，工人正在先将一根1.8米长，比大拇指还要粗的塑料管，通过鼻子插到胃里，然后接通水管洗胃。牛棚里几十头牛鼻子上都插着塑料管，接受洗胃。几个小时后，这些接受"洗胃"的活牛，肚子被灌得滚圆滚圆的，四脚朝天，直翻白眼，发出痛苦的哀鸣。面对已经是奄奄一息的活牛，屠户们仍不肯罢手。接着将一根10多厘米长，小拇指粗的锋利的钢管插入牛的胃里进行放气。工人说，排出牛胃里的气，是为了灌进更多的水。记者看到，接受"洗胃"的活牛经过排气后，继续灌水，反复进行，直到实在灌不进水为止。屠宰场的老板最后说出了其中的秘密：所谓洗胃，就是为了增加牛肉的含水量。一头300千克重的牛经过"洗胃"，要灌进100千克左右的井水，宰杀后能有大量的井水残留在体内，牛肉的含水量能达到18%。

记者随后又对东昌府区、高唐县、阳谷县等地的10多家屠宰场进行调查，采访后发现，给活牛灌水的现象十分普遍。由于价格便宜，这里的注水肉销路一直很好。

其实，注水会给肉类的品质产生影响，若是水质不合格，将致病菌注入肉类中，肉类致病菌会在代谢过程中产生毒素，导致人腹泻、神经麻痹或者中毒，严重的甚至会造成人的死亡。

那么如何分辨市场上的肉有没有注水呢，这里有几个方法可以供大家参考。①观肉色。正常肉呈暗红色，且富有弹性，以手按压很快能恢复原状，且无汁液渗出；而注水肉呈红色，严重者泛白色，以手按压，切面有汁渗出，且难恢复原状。②观察肉的新切面。正常肉新切面光滑，无或很少汁液渗出；注水肉切面有明显不规则淡红色汁液渗出，切面呈水淋状。③吸水纸检验法。用干净吸水纸，附在肉的新切面上，若是正常肉，吸水纸可完整揭下，且可点燃，完全燃烧；若是注水肉则不能完整揭下纸，且揭下的吸水纸不能用火点燃，或不能完全燃烧。④注水猪肉通常水分非常大，肉内的水会不断渗出，如果看见小贩不停地擦柜台上的肉，那这块肉也很可能是注水的。

（6）讨"巧"的巧克力

中央电视台《每周质量报告》2005年4月6日报道：根据观众提供的线索，记者和国家质量检验检疫总局的调查人员在天津市大港区太平镇找到了富城食品厂。这家厂的大门没有悬挂任何牌子，院子里有一排厂房，靠近大门的房间是办公室。在办公室里，记者看到这家厂子的巧克力包装很精美。记者注意到，这家厂的产品配料表里写着精制砂糖、可可脂、全脂奶粉、磷脂、可可粉和香兰素等原料。从配料表上看，这种巧克力的原料跟普通巧克力相比没有什么特别之处。

可记者调查了这家食品厂的配料，每500千克巧克力配料中，含有代可可脂约175千克，淀粉100千克，白糖200千克，可可粉25千克。其中产品配料里没有标称的代可可脂和淀粉，所占整个配料的比例超过了一半。据工人介绍，用这种掺了淀粉的原料做的巧克力不但口感不好，而且很容易牙碜。这种加入了代可可脂、淀粉等非可可成分的原料，经过研磨后被送到生产流水线，原料通过机器过滤罐装在模具里，再经过冷却处理就成了所谓的巧克力块。巧克力块被送到另一个车间进行包装。就这样，这种用代可可脂代替可可脂、鲜奶精代替奶粉，以及使用淀粉掺假做出来的巧克力，套上印刷精美的包装就可以出厂了。记者调查采访中发现，这家厂证照齐全，这些所谓的巧克力还通过了有关部门的检测。

同时记者发现，使用淀粉掺假生产巧克力的不止富城食品厂一家。记者在华禹、歧盛、金佰利等几家食品厂调查时，亲眼目睹了这几家厂也在使用淀粉掺假生产巧克力。

鉴别真假巧克力可以采用以下几种方式：①在打开包装之后，先看一下产品的外包装，很纯正的、品质很好的巧克力的外观非常光亮，光泽度很好。产品的外形非常的完整，不好的巧克力几乎没有什么光泽，外观非常粗糙；②掰开看产品质地，品质很好的巧克力非常细腻和均匀，不好的巧克力质地有很多气孔，很不均匀；③品尝。纯正的巧克力由于它含有天然的可可脂，可可脂的溶化温度是跟人的体温是一样的，所以巧克力在口中慢慢溶化，给你带来很美妙的感觉。品质不好的巧克力在口中溶化的时候，你可能有一种像嚼蜡一样的感觉，而且它的巧克力的味道并不是很纯正，有可能有一些异味，比如说烟味或煳味，或者有一些不真实的香精的味道。

（7）新月饼陈年馅

2001 年 9 月 2 日，中央电视台黄金时段揭开了南京冠生园用陈馅、霉馅加工当年月饼的惊人内幕。在 2000 年中秋节前夕，南京、成都等地的一些消费者就反映，他们购买的月饼还没超出保质期却长了霉。投诉后，地方媒体也只是简单报道了一下，不痛不痒，不了了之。中央电视台记者在注意到这一现象后，对其中一家月饼生产厂家进行了整整一年的跟踪调查，终于揭出在月饼发霉的背后，隐藏着更为触目惊心的事实。

作为南京著名的食品企业，冠生园加工厂房却被纸蒙得严严实实，又不是防空袭，是不是有什么不可告人的事？记者就从这处厂房开始调查。2000 年中秋节过后的第 9 天，冠生园食品厂就将各地没有卖完的价值几百万的月饼收回来，并运进了这间蒙着窗户纸的车间，然后由工人去皮抠馅，用小铲刮掉月饼皮，剥出里面的豆沙、菠萝和莲蓉等馅料，再运送到半成品车间，重新搅拌、炒制，由一个个独立的饼馅融成了一个整体，最后装进桶和箱子送冷库冷藏，等待来年再做月饼。

2001 年 7 月 2 日，离中秋节还有 3 个月的时候，冠生园就开始生产新月饼了。那些被保存了 10 个月的馅料搬出冷库，悄悄地派上了用场。在 20 天内有 24 箱菠萝、莲蓉等馅料从冷库拖进了生产车间。馅料的标签上还依稀标着原生产日期竟是 2000 年 9 月 9 日。总共有几十吨陈年月饼馅，在这些馅料中有不少已经发霉变质，这些发霉的馅料也会在重新使用之前再被回炉处理一下。2001 年 7 月 18 日，一批桶装的豆沙馅就被送进半成品车间接受二次回炉。最终，所有这些馅被送上了生产线，用来加工做成"新"月饼。就在这种车间里，月饼大约以日生产量 9 万只的速度源源不断地"生产"出来，并销往各地。

2002 年 2 月 1 日，南京冠生园向南京市中级人民法院申请破产，南京市中院正式受理了这一破产清算案，这意味着"冠生园"这个老字号成为南京市第一家宣告破产的合资企业。

三、包装材料与容器：食品卫生状况不容忽视

食品包装是食品生产的重要组成部分，绝大多数食品只有经过包装，才算完成它的生产过程，才能进入流通领域和消费领域。包装已经是现代食品不可分割的重要组成部分，其质量、卫生和安全性直接影响食品的质量和安全，继而对人体健康产生影响。

1. 包装材料是食品的"有毒外衣"？

人们一直在关注着食品包装材料的安全性问题。20 世纪 60 年代

随着塑料包装的引进，带来了包装材料中有机化学物质进入食品的问题，如聚苯乙烯，其单体苯乙烯可从塑料包装进入食品。当采用陶瓷器皿盛放酸性食品时，其表面釉料中所含的铅就可能被溶化，随食物进入人体而造成对人体的危害。现代包装给消费者提供了高质量的食品，同时也使用了种类更多的包装材料，食品包装材料品种和数量的增加，在一定程度上增加了食品的不安全因素。

包装材料直接与食物接触，很多材料的成分可进入食品中，这一过程一般称为"迁移"，可在玻璃、陶瓷、金属、硬纸板、塑料包装材料中发生。来自食品包装中的化学物质成为食品污染物，这个问题越来越受到人们的重视和注意，并在很多国家已经作为研究热点。世界上许多国家制定了食品包装材料的限制标准，如英国评价了多种物质为安全物质，允许作为食品包装物质使用。我国在这方面也做了一定的工作，制定了食品中包装材料卫生标准。下面就塑料、橡胶、纸、金属、玻璃和搪瓷陶瓷等包装材料对食品安全性的影响作介绍。

（1）塑料包装材料及其制品的食品安全性问题

塑料包装材料污染物的主要来源有如下几方面：

①由于塑料易于带电，造成包装表面微尘杂质污染食品。

②塑料材料本身含有部分的有毒残留物质，主要包括有毒单体残留、有毒添加剂残留、聚合物中的低聚物残留和老化产生的有毒物，它们将会迁移进入食品中，造成污染。

③包装材料由于回收和处理不当，带入污染物，不符合卫生要求，

再利用时引起食品的污染。塑料中的低分子物质或添加剂很多，主要包括增塑剂、抗氧化剂、热稳定剂、紫外光稳定剂和吸收剂、抗静电剂、填充改良剂、润滑剂、着色剂、杀虫剂和防腐剂。在一定条件下，这些物质都易从塑料中迁移出。

（2）橡胶制品的食品安全性问题

橡胶制品影响食品安全性的问题和塑料一样，主要是单体和添加剂残留。在对橡胶的水提取液作较为全面的分析中，可以发现有 30 多种成分，其中 20 种具有毒性。这些成分包括硫化促进剂、抗氧化剂、增塑剂、防老剂、填充剂等。

橡胶制品的包装材料除奶嘴、瓶盖、垫片、垫圈、高压锅圈等直接接触食品外，食品工业中应用的橡胶管道对食品安全也会有一定的影响。橡胶制品可能接触酒精饮料、含油的食品或高压水蒸气而溶出有毒物质。

（3）纸和纸板包装材料的食品安全性问题

造纸的原料主要有木浆、棉浆、草浆和废纸，使用的化学辅助原料有硫酸铝、纯碱、亚硫酸钠、次氯酸钠、松香和滑石粉等。纯净的纸是无毒、无害的，但由于原材料受到污染，或经过加工处理，纸和纸板中通常会有一些杂质、细菌和某些化学残留物，如挥发性物质、农药残留、制浆用的化学残留物、重金属、荧光物质等，从而影响包装食品的安全性。

目前，食品包装用纸的食品安全问题主要是：①纸原料不清洁，有污染，甚至霉变，使成品染上大量霉菌；②经荧光增白剂处理，使包装纸和原料纸中含有荧光化学污染物；③包装纸涂蜡，使其含有过高的多环芳烃化合物；④彩色颜料污染，如糖果所使用的彩色包装纸，涂彩层接触糖果造成污染；⑤挥发性物质、农药及重金属等化学残留物的污染。

（4）金属包装材料对食品安全性的影响

铁和铝是目前使用的两种主要的金属包装材料，其中最常用的是马口铁、无锡钢板、铝和铝箔等。金属包装容器主要是以铁、铝或铜等金属板、片加工成型的桶、罐、管等，以及以金属箔（主要为铝箔）制作的复合材料容器。另外还有铜制品、锡制品和银制品等。

马口铁罐头罐身为镀锡的薄钢板，但锡会溶出而污染罐内食品。在过去的几十年中，由于罐藏技术的改进，已避免了焊缝处铅的迁移，也避免了罐内层锡的迁移。如在马口铁罐头内壁上涂上涂料，这些替代品有助于减少锡铅等溶入罐中内，但有实验表明：由于表面涂料而使罐中的迁移物质变得更为复杂。

铝制品主要的食品安全性问题在于铸铝中和回收铝中的杂质。目前使用的铝原料的纯度较高，有害金属较少，而回收铝中的杂质和金属难以控制，易造成食品的污染。

铝的毒性表现为对脑、肝、骨、造血和细胞的毒性。临床研究证明，透析性脑痴呆症与铝有关；长期输入含铝营养液的病人，发生胆汁淤积性肝病，肝细胞有病理改变，同时动物试验也证实了这一病理现象。铝中毒时常见的是小细胞低色素性贫血。我国规定了金属铝制品包装容器的卫生标准。

（5）玻璃包装材料的食品安全性问题

玻璃包装容器的主要优点是无毒无味、化学稳定性极好、卫生清洁和耐气候性好。玻璃是一种惰性材料，本身不存在安全性问题，但这类材料一般都是循环使用，在使用过程中瓶内可能存在异物和清洗剂、消毒剂的残留。

（6）搪瓷和陶瓷包装材料对食品安全性的影响

陶瓷容器在食品包装中主要用于装酒、咸菜、传统风味食品。陶瓷容器美观大方，促进销售，特别是其在保护食品的风味上具有很好的作用。但由于其原材料来源广泛，反复使用以及在加工过程中所添加的物质而使其存在食品安全性问题。

陶瓷容器的主要危害来源于制作过程中在坯体上涂的陶釉、瓷釉、彩釉等。釉是一种玻璃态物质，釉料的化学成分和玻璃相似，主要是由某些金属氧化物硅酸盐和非金属氧化物的盐类的溶液组成。搪瓷容器的危害也是其瓷釉中的金属物质。釉料中含有铅、锌、镉、锑、钡、钛等多种金属氧化物硅酸盐和金属盐类，它们多为有害物质。当使用陶瓷容器或搪瓷容器盛装酸性食品（如醋、果汁）和酒时，这些物质容易溶出而迁移入食品，甚至引起中毒，如铅溶出量过多。

我国原国家标准局发布的《搪瓷食具容器卫生标准》（GB 4804—1984），对于使用钛白和锑白混合涂搪原料加工而成的各种食具、容器的搪瓷成型品规定了几种有毒金属的最高限量标准：在4%乙酸浸泡液中，每升溶液中铅含量＜1.0毫克，镉含量＜0.5毫克，锑含量＜0.7毫克。

鉴于包装给食品安全带来的种种弊处，绿色包装这一概念逐渐被越来越多的人提倡。按照目前的认识，绿色包装应该是：对生态环境和人体健康无害，能循环复用和再生利用，可促进国民经济持续发展的包装。也就是说包装产品从原材料选择、产品制造、使用、回收和废弃的整个过程均应符合生态环境保护的要求。

绿色包装一般应具有5个方面的内涵：①实行包装减量化（reduce）。包装在满足保护、方便、销售等功能的条件下，应是用量最少。②包装应易于重复利用（reuse），或易于回收再生（recycle）。通过生产再生制品、焚烧利用热能、堆肥化改善土壤等措施，达到再利用的目的。③包装废弃物可以降解腐化（degradable），最终不形成永久垃圾，进而达到改良土壤的目的。Reduce、Reuse、Recycle和Degradable即当今世界公认的发展绿色包装的3R1D原则。④包装材料对人体和生物应无毒无害。包装材料中不应含有毒元素、病菌、重金属，或这些含有量应控制在有关标准以下。⑤包装制品从原材料、加工、产品使用、废弃物回收，直到其最终处理的全过程均不应对人体及环境造成公害。

食品的包装材料应当是安全、无毒的，安全的包装材料应该符合如下特性：

（1）包装材料应适应食品的特性

包装的基本功能是保护食品。因此，食品包装必须根据不同食品的特性，选用包装材料和方法，使包装完全符合食品理化性质、生物学性质等的要求。如卫生安全性，使用的包装材料不能对内装食品产生任何污染，不得产生对人体有毒有害的物质；良好的阻隔性，如隔潮、隔水、遮光等。但不同的食品对其包装阻隔性要求也不同。如油脂食品要求高阻氧性和阻油性；干燥食品要求高阻湿性；芳香食品寻求高阻异味性；而果品、蔬菜类鲜活食品又要求包装有一定的氧气、二氧化碳和水蒸气的透过性等。

（2）包装材料应具有良好的工艺性

从食品包装容器制作和印刷角度来看，包装材料应该能按包装设计的要求，加工成各种形式的容器，适应于大规模生产和机械化、自动化作业，具有良好的印刷性及牢固度。

（3）包装材料应符合绿色环保

从环保的角度，要求包装材料和容器除了对食品和消费者卫生安全外，还应对环境安全，也就是说，包装材料和容器在生产制造、使用过程中及废弃后均不会对环境造成污染，符合可持续发展战略，要求节能、低耗、防污染、可回收利用弃物能安全降解等。这是目前世界各国普遍关注的一个问题，也是包装研究的新课题。

（4）包装应适应食品贮运条件

食品在流通过程中，易受到震动、冲击、重压、摩擦、高温、低温等多种因素的影响，要求食品包装具有一定的机械强度，坚固耐用，并具有一定的弹性或缓冲作用，以减少包装的变形、破损，避免对食品造成损坏；在包装大小、规格、造型等方面，要方便于搬运、堆码，能提高装卸、搬运效率等。

（5）包装应标准化和通用化

食品包装必须标准化，即对食品包装的容（重）量、包装材料、结构造型、规格尺寸、印刷标志、名词术语、封装方法等加以统一规定，逐步形成系列化和通用化，以便于包装容器的生产，提高包装生产效率，简化包装容器的规格，节约原材料，降低成本，易于识别和计量，有利于保证包装质量和食品安全。推行食品包装标准化还有利于内外包装的配合、套装，有利于食品在运输工具、仓库内堆码，提高货垛的稳固度及运输工具和仓库容积的利用率。

2. 食品包装安全引发的问题

（1）食品包装安全现状

2004 年 9 月，国家质量监督检验检疫总局公布的食品包装（膜）抽查结果表明，除一般的塑料袋外，专用的食品包装袋抽检不合格率高达 15%。其中最主要的问题是卫生指标不符合国家标准及产品物理机械性能差。主要原因在于有些食品包装（特别是塑料制品，如塑料包装膜、袋、桶等）生产企业为降低生产成本采用劣质原料，特别是使用回收的废旧塑料，导致食品包装中有毒有害物质含量超标；有些食品包装企业的生产或印刷技术，特别是所使用的溶剂、添加剂、油墨等质量不合格、使用不当、使用方法及后处理不科学，导致食品包装有毒有害物质（如甲苯、二甲苯、铅等）含量超标。问题更为严重的是目前仍有一些不具备食品包装生产条件者非法生产销售"三无"

产品。此外，目前，用来包装食品的材料大多数是塑料制品，在一定的介质环境和温度条件下，塑料中的聚合物单体和一些添加剂会溶出，并且极少量地转移到食品中，从而造成人体健康隐患。比如聚氯乙烯（PVC）保鲜膜对人体的潜在危害，主要来源于两个方面：一是 PVC 保鲜膜中氯乙烯单体残留量超标；二是 PVC 保鲜膜加工过程中使用二乙基羟胺（DEHA）增塑剂，遇上油脂或加热时，DEHA 容易释放出来，随食物进入人体后有害健康。

据权威机构的调查，近几年以来，食品包装安全性问题已经严重制约了我国食品工业的出口发展。特别是欧美国家，对食品包装检测的标准要求很高，对食品包装中有害物质残留限制很严格，我国很多食品包装有害物质残留过量，食品出口也因包装问题屡屡受阻。福建出入境检验检疫局的消息：我国出口的与食品接触的材料主要包括金属制品、陶瓷制品、植物制品等几类。2005 年上半年，仅欧盟对我国上述产品发出的预警通报就达 36 批，是 2004 年的 3 倍多，其中，金属厨具、餐具等主要是因为镍、铬、镉、铅迁移量超标，陶瓷制品主要是因为铅、镉迁移量超标，植物制品、纸制品主要是因为微生物、二氧化硫超标，而其他商品则主要是因为芳香胺、铅、铬、镍等迁移量超标。

以下是几个关于违法食品包装材料和容器的案例。

（1）含 DEHA 的 PVC 保鲜膜

中央电视台《经济信息联播》2005 年 10 月 25 日报道：国家质量监督检验检疫总局当天宣布，对含有 DEHA 增塑剂的 PVC 食品保鲜膜产品，将一律禁止生产和进出口，也禁止经销任何此类产品。

食品保鲜膜按材质分为聚乙烯（PE）、聚氯乙烯（PVC）、聚偏二氯乙烯（PVDC）等种类。PE 和 PVDC 是安全的，PE 主要用于食品的包装，PVDC 主要用于熟食火腿等产品的包装。PVC 被广泛用于食品、蔬菜外包装，它对人体的潜在危害主要来源于两个方面：一是产品中氯乙烯单体含量高，会挥发出来；二是加工过程中使用的加工助剂的种类及含量，现行国际标准和我国国家标准，都允许限量使用己二酸二辛酯（即 DOA）作为增塑剂（不超过 35%），但一些主要用于外包装的产品含有国家相关标准禁止使用的二（2-乙基己基）己二酸酯（DEHA）增塑剂，含有 DEHA 的保鲜膜遇上油脂或高温时（超过 100℃），增塑剂容易释放出来。随着食物带入人体，造成致癌作用，特别是造成内分泌、荷尔蒙的紊乱，引起妇女乳癌、新生儿先天缺陷、男性精子数减低，甚至精神疾病等，对人体造成比较大的危害。此外，PVC 会造成环保问题，焚烧时会生成氯化氢，严重腐蚀焚烧炉，并会产生致癌物二噁英，危害健康。正是因为危害严重，欧洲早在数年前就禁止使用 PVC 作为食品包装材料，日本也在 2000 年杜绝了 PVC 食品包装。

鉴别 PVC 和 PE 的方法据媒体报道有三种，即一看二摸三火烧：①一看：看产品说明，说明打着 PE 的可以放心使用。②二摸：PVC 保鲜膜的透明度、拉伸性和黏性都比 PE 保鲜膜强。用手搓揉，PVC 不易展开，容易粘在手上；而 PE 用手搓揉后容易打开。③三火烧：PVC 保鲜膜在用火烧时，火焰发黑，冒黑烟，有刺鼻的气味，不会滴油，离开火源后会自动熄灭。而 PE 保鲜膜燃烧时火焰呈黄色，无味，会滴油，且离开火源后可以继续燃烧。

（2）有毒桶装猪油

中国环保网 2001 年 3 月 14 日报道：1998 年 12 月中旬，江西赣州地区龙南、定南两县相继发生群众因食用来自深圳的有毒桶装猪油而发生的严重中毒事件，造成 1002 人中毒。其中 60 人重度中毒，3 人因中毒死亡。

1998 年 12 月上中旬开始，江西赣州地区定南、龙南两县陆续出现一批以头痛、头晕、记忆力减低及精神异常改变为特征的患者。12 月 25 日，定南县卫生防疫站接报，汶龙镇石建村村民王月林全家患病，有头痛及哭闹等精神异常。病家自疑所购猪油色味俱差，可能有毒。同日，同镇坳背村村民黄福秀住院后病情急剧变化，于 27 日凌晨死亡。防疫部门现场勘察后发现，两家所食猪油均购自本镇个体食油销售店，为桶装批进，零售供应。此后，大批食用从此店所购猪油的村民发病，表现基本相似。定南县医院从未处理过此类病例。27 日县防疫站电询江西省食品检验鉴定所，该所李显英主任医师根据以往曾处理过相同病例的经验，提出可能为有机锡中毒。28 日地区防疫部门根据抽检的桶装猪油中锡含量极高的间接证据，初步拟诊此事件为有机锡中毒。

元旦后，两县的病例数迅速增加。地方政府非常重视，1 月中旬，当地政府通过媒体介绍，邀请了解放军 307 医院的专家到定南、龙南会诊，并携样本回京进行毒物检测。经北京 3 个单位的努力，在猪油中测出了三甲基氯化锡。一月中旬，龙南县公安局对一例死亡病例开棺检尸，取组织样送北京公安部二所做毒物鉴定，测出死者心、血及肝脏中有三甲基氯化锡。

据江西技术监督局调查，中毒事件的桶装猪油是赣州地区个体户何华平从广东省深圳市龙岗区的一个地下桶装猪油销售购进。这些桶装猪油全是无厂名、无厂址、无合格证的"三无产品"，实际上全部是进口的工业用猪油，本来就不能食用，加上商贩在分装猪油时用的桶有些装过化工原料，有些甚至是装过炸药和农药的。双重污染使这些桶装猪油含有大量的有机锡等有害物质，超出人体允许范围值的29倍，引起中毒。

（3）旧饮料瓶装花生油

广州日报大洋网2002年6月26日报道：根据市民投诉，广州市白云区马务村的集贸市场上有人用回收的旧塑料饮料瓶装食用油卖，瓶子没有经任何消毒。记者赶往现场调查，发现该集贸市场确实有人在出售无任何标识的食用油，用来装油的是规格不同的饮料瓶。男摊主告诉记者，这是自己榨的花生油，要买多少都有。记者称要买大批油，他便领记者到路边一家花生油加工点。这是一间十几平方米的临街档口，里面有一台榨油机，机器和地面上满是油污。两只大汽油铁桶里装着榨好的花兰油，散发出一股异味。大桶旁边一只塑料编织袋里装满了回收的旧饮料瓶，瓶子上面有明显的污迹。记者问一女摊主："这瓶子是回收来的吗？干什么用的？"女摊主回答是回收来装油的。她还说瓶子收回来后用水冲一下就可以用了。而记者并没有看到有冲洗瓶子的设施。记者了解到，这个集贸市场中有 3 家私人榨油点，都在使用回收的旧饮料瓶装油，而且记者都没有看到他们的营业执照和卫生合格证。

按照对食品包装的有关规定，饮料小包装瓶不能回收重复使用，只能作为废品处理掉。卖散装油应该由消费者自己提供容器，或由卖油者提供专用的食油包装。使用过的瓶子在回收前装过什么东西都无从知道，如果曾装过农药或其他有毒物品，或带有病菌，就会对再使用者造成危害。

四、不合理的流通与储存：食品保质受影响

食品从生产者到达消费者手中，往往要经过（甚至是多次）储存、运输、销售等环节，由于食品是有保质期的，在流通期间往往会发生这样或者那样的质量变化，导致食品腐败变质，食用价值降低甚至丧失。

一般来说，影响食品质量的变化既有内在因素，也有外在因素。其中内在因素包括食品的种类、化学成分、组织结构、生物学特性、水分含量（或水分活度）、收获时间等。而外在因素主要包括温度、湿度、气体、光及射线、微生物、污染等流通环境因素。此外，在食品流通各环节的操作（如搬运、堆码、分装等）也往往会对食品造成一定的机械伤害。食品的各种变化之间也存在相互促进、互为条件或相互制约的关系。

1. 运输过程存在食品卫生隐忧

食品在运输过程中，影响食品卫生质量的因素主要有：所运食品的种类；运输时间的长短；运输工具的卫生质量；包装材料的质量和完整程度；是否发生腐败变质等。我国《食品卫生法》第六条规定："运输和装卸食品包装容器、工具、设备和条件必须符合卫生要求，防止食品污染。"为此，食品运输应符合以下卫生要求：

（1）防止食品在运输过程中被污染

①运输食品的工具、容器等应保持清洁卫生，建立健全必要的清洗消毒卫生制度。

②直接入口的食品应用专用容器加盖运输，以防尘、防蝇。在交接时要采用以箱换箱的方式，避免人手接触食品。

③食品严禁与放射性物质、有毒物质、污秽物质和农药化肥等同车同船装运。装载过以上物品的车船、工具、毡布要洗刷、消毒、清洗后经过有关部门检查合格后方可运输食品。

④运输肉品的工具、容器在每次使用前必须清洗消毒，装卸肉品时注意操作卫生。运输鲜肉要求使用密闭冷藏车（船舱），敞车短途运输必须上盖下垫；运输熟肉制品应有密闭的包装容器，专车专用。

（2）改善食品的运输条件

①尽量使用专用运输工具、密闭容器运输食品，装卸过程食品不得接触地面。

②易腐烂变质的食品应在低温冷藏条件下运输。

③运输粮食的车厢，应清洁卫生无异味，运输中要盖好苫布，防雨防潮，粮食包装袋必须专用，防止染毒。

④鲜蛋的包装容器和运输工具要清洁、干燥、无臭，运输时应有防雨、防晒、防冻设备。

（3）注意装运方法

①生熟食品、食品与非食品、易于吸收气味的食品和有特殊气味的食品应分开装运。

②不要损坏包装，使之完整良好。

③运输活畜、禽时，要避免过于拥挤，途中要供给足量的水和饲料。注意疫情，接收单位要验收畜禽的检疫证明。

另外，要提高运输效率，尽量缩短运输时间，根据供销情况有计划地调运食品，尽量避免重复拆装和多次运输，减少污染机会。托运、承运食品的单位，应共同检查，出现异常情况如运输工具不符合卫生要求不接货，食品不符合卫生要求不交货。

2. 储存不当影响食品安全

食品储存是以保证食品流通和再生产过程的需要为限度的，通过自身的不断循环，充分发挥协调食品产、消时间矛盾的功能。食品储存的目的就是为了防止食品腐败、保持食品品质、延长食品存放时间而采取的技术手段。即通过物理、化学或生物技术来改善食品的耐贮藏性及食品的储存环境，以达到预防和抑制食品在储存期间可能发生的腐败变质现象，确保食品原来的色、香、味、形及营养卫生品质。

在各种外在因素中，腐败微生物的活动是引起食品质量变化的主要原因。腐败微生物的种类因食品的不同而异，如水果的腐败主要是由酵母和霉菌引起的；蔬菜的腐败主要是细菌活动引起的；鲜蛋中常见的腐败微生物有假单胞菌、变形杆菌、产碱杆菌、埃希杆菌、小球菌等细菌，还有毛菌、青霉等霉菌；水产品中常见的腐败微生物有无色杆菌、不动细菌、假单胞菌、摩氏杆菌、黄色杆菌、小球菌等细菌。

相对来说，加工食品除少数产品（如熟肉、酸奶、黄油、奶酪、面包、豆腐等）的耐贮藏性能较差之外，大多数产品则由于经过不同的加工工艺处理和完善的包装而具有较好的耐贮藏性能，导致其变质的直接因子相对较少，主要是微生物、空气或氧。而鲜活食物相对来说耐贮藏性能较差，导致鲜活食品食用品质下降的直接因子除了微生物、空气和氧以外，其生命活动的继续及体内酶的作用也是重要因子。但由于这类食品往往具有一定的自我保护功能，如鲜果蔬菜表面的蜡层及自卫反应，鲜蛋中有溶菌功能的溶菌酶的存在，反而使其的耐贮藏性较某些生鲜食品要好些。导致生鲜食品食用品质下降的直接因子除微生物、空气、氧之外，其中所含的酶对其食用品质也有重要的影响，特别是这类食品均失去了自我保护功能，多易遭受微生物的污染，致使其较其他食品更难以贮藏保鲜。

储存过程中可能会存在以下安全问题：

（1）使用化学药剂引起的食品安全问题

目前，通过在食品中添加适宜的食品添加剂，如防腐剂、抗氧化剂、护色剂等，或用适宜的化学药剂（如 SO_2）对食品进行必要处理仍是提高食品耐贮藏性，延长食品货架期的重要手段。但在现实中，超范围、超剂量使用食品添加剂的现象时有发生，更为严重的是有不少不法分子为了延长食品货架期而使用非食品添加剂处理食品，如在毛肚中添加福尔马林（甲醛），在鱼、肉类中超剂量食用硝酸盐或者亚硝酸盐等，给人民群众的健康甚至生命带来严重的威胁。

此外，虫害、鼠害、霉变是危害粮食、油料等安全储存的重要因素，而目前行之有效的防治方法是使用化学药剂熏蒸（如硫黄）、毒杀（如农药、灭鼠药），这便有可能使粮食、油料等吸附或混入有毒有害物质。

（2）食品辐照贮藏的安全性问题

辐照处理能够抑制或消灭食品中的致病菌及腐败微生物，保证食品的安全。辐照食品的生物安全性问题主要考虑辐照是否会使微生物变异产生更毒的病原体，从而使病源微生物生长更快，对人类造成更大的危害；微生物经过辐照处理后，出现耐辐射性，而且反复照射，其耐性成倍增高。这种耐放射性菌株的出现是否会造成新的危害，这些问题有待进一步研究确认。

（3）交叉污染问题

食品是特殊商品，应该专库储存，并有控温、控湿、防虫、防鼠等措施，但在现实中，特别是规模较小的企业往往库容不足，储存设施简陋，甚至没有自己的库房，致使存在食品与非食品（甚至与有毒有害的化工产品，如农药、化肥、汽油等）混存或交替存放的现象，这就难免使食物，特别是散装食品、包装破损食品受到污染。

（4）食品储存条件不当引起的安全问题

储存温度和湿度是影响食品品质变化的重要因素。温度过高、湿度过大往往会使某些鲜活食品生理活动旺盛，并伴随产生有毒有害物质。如马铃薯在适宜的湿度条件下，再加上光照会出现发芽、皮层变绿等现象，同时产生毒素龙葵素。如果过多食用这种马铃薯，就会产生恶心、腹泻、腹痛等肠胃障碍，还会产生头眩、胸闷、轻度神经症状，严重时甚至危及生命。

玉米、稻谷、花生、棉籽、椰子、核桃、其他坚果及其加工产品如果储存环境温度过高，湿度过大，就会发生霉变，并被霉菌毒素所污染。毒菌毒素具有很强的致病性，如前文提过的黄曲霉素等。近几年来，在酒类、酱油、豆酱等部分调味品，食品工业用的酶制剂等也都相继发现黄曲霉毒素，这些也应引起重视。

根据食品腐败变质的原因及影响因素，食品防腐保鲜主要可以从两个方面着手。

（1）改善贮藏特性或稳定性及抵抗性

①脱水干燥，降低食品水分含量和水分活度。

②盐、糖、酸等腌制，以提高食品的渗透压或降解食品的 pH 值。

③罐藏，杀灭食品中的腐败微生物，排除食品中的空气（氧气）。

④辐射，改变食物的生物学特性，杀灭食品中的腐败微生物。

⑤添加或用化学药剂处理，提高食品的抗菌性、抗氧化性，杀灭微生物及害虫等。

⑥利用现代生物技术改善天然食品贮藏特性。

（2）改善食品流通环境，减轻或避免外界因素对食品的危害

①降低环境温度。如冷藏、冻藏、冷链运输和销售。

②改变环境气体组成。如气调贮藏、气调运输、真空包装、充氮包装、脱氧及其他气调技术等。

第四章 吃好胜于吃饱：更长远的食品安全

当今，日新月异的科技彻底打破了传统的食品观念，转基因食品在争议中被端上了人们的餐桌。另一方面，在传统的食品安全基础上，由于膳食不合理、不均衡，也给人们的健康带来了很大的风险。这些都提醒我们，对于食品的安全意识，远远没有现在所看到的那么简单，为了可持续的饮食健康，我们还有很长的路要走。

一、转基因食品引发的争议

转基因食品是随着生物科学技术的发展而出现的，目前已经在十多个国家开始生产，但是从转基因进入人们视线的那一刻起，与之有关的争议就一直不休。

1. 认识转基因食品

科学家为了改变某些动植物产品的品质或者为提高其产量，把一种生物基因转到另一种生物上去，叫做转基因。例如，北极鱼体内的某个基因有防冻作用，科学家将它抽出，植入西红柿里，于是就制造出新品种的耐寒西红柿。以转基因生物为原料加工生产的食品就是转基因食品。根据我国卫生部《转基因食品卫生管理办法》，转基因食品是指利用基因工程技术改变基因组构成的动物、植物和微生物生产的食品和食品添加剂。

1983 年世界上首次报道了转基因烟草和马铃薯的诞生，至今转基因生物已有 20 多年的历史。1994 年首批转基因作物商品化之后，转基因作物以及转基因食品就以惊人的速度发展。2003 年全球转基因作物种植面积达到 6000 万公顷。资料显示，中国仅转基因抗虫棉花的种植面积就达到了 300 万公顷。中国转基因作物的种植面积居世界第 4 位，排在美国、阿根廷、加拿大之后。

转基因食品包括如下 4 个种类。

（1）植物性转基因食品

植物性转基因食品很多。例如，面包生产需要高蛋白质含量的小麦，而目前的小麦品种含蛋白质较低，将高效表达的蛋白基因转入小麦，将会使做出的面包具有更好的焙烤性能。

番茄是一种营养丰富、经济价值很高的果蔬，但它不耐贮藏。为了解决番茄这类果实的贮藏问题，研究者发现，控制植物衰老激素乙烯合成的酶基因，是导致植物衰老的重要基因，如果能够利用基因工程的方法抑制这个基因的表达，那么衰老激素乙烯的生物合成就会得到控制，番茄也就不会容易变软和腐烂了。美国、中国等国家的多位科学家经过努力，已培育出了这样的番茄新品种。这种番茄抗衰老，抗软化，耐贮藏，能长途运输，可减少加工生产及运输中的浪费。

（2）动物性转基因食品

动物性转基因食品也有很多种类。比如，牛体内转入了人的基因，牛长大后产生的牛乳中含有基因药物，提取后可用于人类病症的治疗。在猪的基因组中转入人的生长素基因，猪的生长速度增加了1倍，猪肉质量大大提高，现在这样的猪肉已在澳大利亚被请上了餐桌。

（3）转基因微生物食品

微生物是转基因最常用的转化材料，所以，转基因微生物比较容易培育，应用也最广泛。例如，生产奶酪的凝乳酶，以往只能从杀死的小牛的胃中才能取出，现在利用转基因微生物已能够使凝乳酶在体外大量产生，避免了小牛的无辜死亡，也降低了生产成本。

（4）转基因特殊食品

科学家利用生物遗传工程，将普通的蔬菜、水果、粮食等农作物，变成能预防疾病的神奇的"疫苗食品"。科学家培育出了一种能预防霍乱的苜蓿植物。用这种苜蓿来喂小白鼠，能使小白鼠的抗病能力大大增强，而且这种霍乱抗原，能经受胃酸的腐蚀而不被破坏，并能激发人体对霍乱的免疫能力。于是，越来越多的抗病基因正在被转入植物，使人们在品尝鲜果美味的同时，达到防病的目的。

2. 安全问题困扰着转基因食品

转基因食品安全性问题是人们最关心，也是最重要的问题，但其结果又是很不确定的。目前还没有足够的科学证据表明转基因食品对人类健康无害或者有害。从食品安全保障的观点来看，持肯定观点的人们认为，转基因食品为解决世界粮食短缺问题提供了新途径，转基因食品的出现正如在自然界物种进化过程中变异体的出现一样，转基因技术只是加快了变异的步伐。持否定观点的人们认为，转基因食品超出了传统的育种观念，已经不能被认为是杂交育种的延伸，所使用的一些基因有的来自于病毒和细菌，可能引发不致命的疾病，有些影响需要经过很长时间才能表现和检测出来。

近年来，科学家对转基因食品安全性的研究取得了一些结果，虽然有些结果缺乏科学性和说服力，但也为人们敲响了警钟。

1998 年英国的普兹泰（Pustai）在《Nature》上发表文章报道用转有植物雪花莲凝集素的转基因马铃薯饲养大鼠，可引起大鼠器官发育异常，免疫系统受损，这件事如果得到证实，将对生物技术产业产生重大的影响。在经过英国皇家协会组织的评审后，认为该研究存在 6 条缺陷，所得出的结论不科学。1999 年，美国康乃尔大学在《Nature》上发表文章，报道班蝶幼虫在使用了撒有转 Bt 基因玉米划分的马利筋草之后，有 44% 死亡。此事引起了美国公众的关注，因为色彩艳丽的斑蝶是美国人所喜爱的昆虫。一些科学家认为，这个实验室在实验室条件下，通过人工将花粉洒在草上，不能代表田间的实际情况。另外，2001 年墨西哥玉米基因的污染事件，以及 2002 年转基因食品的 DNA 在人体内残留的实验结果，加剧了人们对转基因食品安全性的担心。世界粮农组织、世界卫生组织及经济合作组织这些国际权威机构都表示，人工移植外来基因可能令生物产生"非预期后果"。即是说我们到现在为止还没有足够的科学手段去评估转基因生物及食品的风险。国际消费者联会（成员包括全球 115 个国家的 250 个消费者组织）表示"现时没有一个政府或联合国组织会声称转基因食品是完全安全的。"在欧洲，绿色和平组织等更是大张旗鼓地反对进口转基因食品，警告说转基因植物将导致自然种群退化灭亡。2004 年年初，芬兰国家消费者调查中心进行的一项调查表明，在对食品加工业的担忧当中，对转基因食品的担忧位居首位，约有60%的调查者表示了他们的强烈担忧。有数据显示，70%的欧洲人不想吃转基因食品，许多欧洲人坚决反对在食品中加入任何的转基因原料。

人们对转基因食品的质疑主要存在以下几个方面。

首先是毒性问题。一些研究学者认为，对于基因的人工提炼和添加，可能在达到某些人们想达到的效果的同时，也增加和积聚了食物中原有的微量毒素。

其次是过敏反应问题。对于一种食物过敏的人有时还会对一种以前他们不过敏的食物产生过敏，比如：科学家将玉米的某一段基因加入到核桃、小麦和贝类动物的基因中，蛋白质也随基因加了进去，那么，以前吃玉米过敏的人就可能对这些核桃、小麦和贝类食品过敏。

第三是营养问题。科学家们认为外来基因会以一种人们目前还不甚了解的方式破坏食物中的营养成分。

第四是对抗生素的抵抗作用。当科学家把一个外来基因加入到植物或细菌中去，这个基因会与别的基因连接在一起。人们在服用了这种改良食物后，食物会在人体内将抗药性基因传给致病的细菌，使人体产生抗药性。

第五是对环境的威胁。在许多基因改良品种中包含有从杆菌中提取出来的细菌基因，这种基因会产生一种对昆虫和害虫有毒的蛋白质。在一次实验室研究中，一种蝴蝶的幼虫在吃了含杆菌基因的马利筋属植物的花粉之后，产生了死亡或不正常发育的现象，这引起了生态学家们的另一种担心，那些不在改良范围之内的其他物种有可能成为改良物种的受害者。最后，生物学家们担心为了培养一些更具优良特性，比如说具有更强的抗病虫害能力和抗旱能力等，而对农作物进行的改良，其特性很可能会通过花粉等媒介传播给野生物种。

转基因食品对人体可能会造成的危害的争论也仍在持续中。有研究认为，转基因作物中的毒素可引起人类急、慢性中毒或产生致癌、致畸、致突变作用，转基因作物中的免役或致敏物质可使人类机体产生变态或过敏反应。此外，转基因食品中的主要营养成分、微量营养素及抗营养因子的变化，会降低食品的营养价值，使其营养结构失衡。

目前，世界上大部分食品生产商在可能的情况下都会采用非转基因原料；一些食品商为了增加消费者的信心，或本身对转基因食品的安全有怀疑，索性承诺不使用转基因原料。但是由此引发的转基因食品安全争议事件还是层出不穷。

（1）巴西豆过敏事件

大豆的营养价值很高，蛋白质含量高，但其蛋白质中缺少一种氨基酸——甲硫氨酸，而巴西豆种却含有丰富的甲硫氨酸，于是有科学家把巴西豆中富含甲硫氨酸的基因转移到大豆中。但这种转基因大豆有一部分人吃了有过敏反应，随后该研究被终止。但是进一步的实验和统计表明，对这种转基因大豆有过敏反应的人群恰恰就是对巴西豆过敏的人群。

（2）星联转基因玉米事件

星联转基因玉米是 1998 年美国环保局批准商业化生产的转苏云金杆菌杀虫蛋白基因的玉米，当时批准可用作动物性饲料，不是用于人食用。因为人体对其过敏，可能产生皮疹、腹泻。但是，2000 年 9 月在市场上 30 多种玉米食品当中发现了这种玉米的蛋白质成分，所以美国政府下令把所有这种转基因玉米收回。

（3）转基因啤酒

2004 年夏天欧洲市场上出现一种以转基因成分为卖点的啤酒，让欧洲的啤酒爱好者似乎有点为难。这种由普通的大麦、啤酒花和转基因玉米酿造而成的转基因啤酒，是瑞典小型啤酒商肯思（Kenth Persson）最新推出的得意之作，他们在啤酒的商标上注明：此啤酒原料含 10% 产于德国奥登巴赫地区的转基因玉米。该啤酒商认为消费者不会因含有少量转基因成分就拒绝购买自己的啤酒，与很多标榜自己的产品不含转基因成分的制造商不同，他们把转基因原料酿造啤酒当作招徕顾客的卖点。而很多生物科技公司也希望能由此翻身，打开欧洲市场的大门，使欧洲人逐步接受转基因食品。

2004 年 3 月，欧盟才取消了 1998 年颁布的含转基因成分食品销售禁令，并于 5 月正式批准进口瑞士企业开发的一种带有抗病虫基因的转基因玉米 Bt-11 及其罐头制品，但是要求在所有含有转基因原料的食品上加注特殊标签，标明成分和产地。但是转基因食品在欧洲的销售状况并没有因为禁令的解除而马上好转起来，Kenth 啤酒销售也不容乐观。老板肯思不愿透露他的转基因啤酒从年初在丹麦和瑞典上市以来到现在共售出多少，但他表示有 4000 瓶 Kenth 啤酒正在运往德国的商店和酒吧，并且他还在同英国的商店进行接洽，为这种转基因啤酒进入英国市场作准备。

尽管面对许多困难，甚至在瑞典，激进的"绿色和平"分子还号召将 Kenth 啤酒赶出商店，然而转基因食品在欧洲市场也并没有走向绝境。虽然是有限制地进行销售，Kenth 啤酒依然摆在了货架上。

（4）不贴转基因食品标签的卡夫饼干

2005 年 3 月 14 日，绿色和平组织对外宣布，卡夫食品有限公司在中国销售的乐之三明治饼干被查出含有大豆转基因成分，而且其外包装并未在显著位置注明转基因食品标识。对此，卡夫食品有限公司回函解释说，是否采用转基因原料是"基于谨慎考虑不同市场消费者喜好、标识法规要求、原料获取难易度以及生产和供货因素等"而做出的决定。但在欧洲市场，卡夫承诺不使用含有转基因成分的原料。北京市消费者协会副秘书长张明表示，国家对转基因食品有明确规定，必须将相关标识贴在产品包装显著位置，所以卡夫食品有限公司的做法属于严重违规事件，消协会协同相关政府部门对其进行严厉查处。

任何技术的发展都需要得到公众的理解和接受。对于公众最为关心的转基因作物对环境的安全性和转基因食品对人体健康的安全性问题，科学家进行了十余年的研究，到目前为止，没有确切的证据表明转基因食品是不安全的。当然，现在说转基因技术完全没有风险还为时过早。只有充分认识其风险，从科学层面趋利避害才是科学的态度。

二、关注膳食均衡和食品安全

人类跨入 21 世纪，对健康的要求也将上升到一个新高度。什么叫健康？近年来，世界卫生组织（WHO）在世界保健宪章中，在对健康的概念作出具体阐述的同时，补充了衡量健康的 10 条标准，规律的体育活动加合理的营养是达到这些标准的最重要的保证。因为人的健康 10% ～ 15% 取决于医疗保健，15% ～ 20% 来自于遗传，20% ～ 25% 依赖于环境，而生活方式和条件则占了 50% ～ 55%。由此可见规律运动和合理膳食对健康是何等重要。

1. 没有不好的食品，只有不合理的膳食

合理的营养来自于合理的膳食，即全面、平衡、适量的饮食。1997 年我国修改制定的《中国居民膳食指南》，提出了合理膳食的 8 条要求，即①食物要多样，以谷类为主；②多吃蔬菜、水果和薯类；③常吃奶类、豆类及其制品；④经常吃适量鱼、禽、蛋、瘦肉，少吃肥肉和荤油；⑤食量与体力活动要平衡，保持适宜体重；⑥吃清淡少盐的膳食；⑦如饮酒应限量；⑧吃清洁卫生、不变质的食物。营养学调查表明，目前人们在不少方面都未能达到这一合理饮食的要求，这将是新世纪营养水平改观的基本要求。

对于不同的人群来说，膳食的健康要有各自的特点，要通过更高水准的饮食改善来满足各自需要。

（1）儿童膳食营养

儿童期是人的一生中生长发育的旺盛时期，活动较多，基础代谢和肌肉活动所消耗的热量高，对各种营养素的要求就比较严格。人们最为关注的是下一代的身高。与此不适应的是，按照世界卫生组织的标准，我国学龄前儿童的生长发育明显滞后，我国 32.85% 的 0~5 岁儿童身高达不到标准；18% 的儿童体重达不到标准。这就要求我们特别关注儿童的营养平衡（尤其是维生素 D、钙、磷、碘、锌、蛋白质的足够补充）。

（2）中小学生膳食营养

中小学生时期是体格和智力发育关键时期，但是我国中小学生的生长发育状况和膳食营养摄入依然存在着不少的问题。从生长发育现状看，一方面，营养不良的患病率还有 0.8%~11.7%；另一方面，体重超重和肥胖学生从 1985 年的 2.63%~3.32%，上升到 1995 年的 7.28%~8.15%，平均增加了 2~3 倍。中小学生存在的这些问题源于热能、营养素摄入的失衡，膳食结构的不合理，饮食行为不良和营养学知识的缺乏。对中小学生膳食营养的干预将是 21 世纪的重要任务。

（3）中青年膳食营养

现代社会的中青年要面对激烈的竞争，工作节奏快、压力大、负担重，常常无暇顾及饮食营养，与此同时紧张和心理压力使热能和营养素的消耗加大。这种入不敷出的状况日复一日，形成恶性循环，最终使工作能力下降，易患疾病或早衰。对中青年除调整心态，保证规律体育活动之外，男子要特别注重铬、镁、锌、维生素 A、维生素 B$_6$、维生素 C、维生素 E、纤维素和水等 9 大营养素的补充；女子要注重减少脂肪摄入，补充足够的维生素 B$_1$、维生素 B$_6$、维生素 C、维生素 E、维生素 A、铁、钙、锌、镁，适当使用谷氨酸、牛磺酸、天门冬氨酸等脑神经的营养素。

（4）老年人的膳食营养

20 世纪初（1900 年）出生的人，只是希望能活到当代人的平均年龄 45 岁。而今天的人的平均寿命已经提高到 68 岁，2025 年将要进一步提高到 73 岁。这就意味着到 2025 年 65 岁以上的老人将由现在的 3.9 亿增加到 8 亿。如何提高老年人的身体素质和生活质量是老年社会的重要课题，营养也会起至关重要的作用。老年人要遵循适合于他们的代谢特点的饮食原则，除此以外像 omega3 脂肪酸、b 族维生素、硫辛酸、人参、杏仁、维生素 C 和维生素 E 都是抗衰老的营养品。

人类的食品种类有许许多多，不同的食物有不同的成分，每种食物含有的营养素都不可能是全面的，人体只有通过吃多种食物才能获得需要的各种营养素。人体从食物中获得营养，并通过代谢转变成自身细胞组织，食物中的有些营养素在体内是可以互相转化的，再被人体利用，但是有 40 种营养素必须从食物中获得，否则就会出现营养缺乏症，具体如下：

①蛋白质中的必需氨基酸有 9 种：亮氨酸、异亮氨酸、赖氨酸、蛋氨酸、苯丙氨酸、苏氨酸、色氨酸、缬氨酸、组氨酸；

②脂肪中的必需脂肪酸有 2 种：亚油酸、α-亚麻酸；

③7 种常量元素：钙、磷、钾、钠、镁、硫、氯；

④8 种微量元素：铁、碘、锌、硒、铜、铬、钴、钼；

⑤14 种维生素：维生素 A、维生素 D、维生素 E、维生素 K、维生素 B_1、维生素 B_2、维生素 B_6、维生素 B_{12}、维生素 C、烟酸（尼克酸）、泛酸、叶酸、生物素、胆碱。水果蔬菜可以补充维生素 A、维生素 C。糙米和普通米可以提供维生素 B_1（一般深颜色的食物维生素含量高一些）。奶和肉类可以提供维生素 B_2。动物性食品可以提供维生素 A、维生素 D。每天晒太阳可以自身合成维生素 D。

人体对上述 40 种营养素需要从各种食品中获得，这些营养素会在人体的新陈代谢时被消耗，所以需经常补充，如果长期不能得到补充就会出现营养缺乏症。

常吃多种食物，口味多样，有利于提高食欲，不会产生厌食；且可以获得不同的营养素，避免出现某种或某几种营养素缺乏。营养学家普遍认为食物本身不分好坏，只要是符合食品安全卫生要求的，都认为是好食物，关键是搭配合理与否及摄入量。即使是现代人公认的容易导致动脉硬化、冠心病、中风的动物脂肪也是如此，例如肥肉对于我国自然灾害年代及一些能量摄入不足者来说是一种非常好的营养食品，可弥补因能量摄入不足而产生的一系列症状，提高人的工作能力及预防疾病的免疫力，所以对这类人群肥肉是很好的食品；而肥肉对于能量过剩的人来说则是应该避免食用的。又如高蛋白饮食在几十年前"糠菜代粮食"的时代是被向往的高级营养食品，但是对现代营养过剩的人及患有肾脏、肝脏疾病的患者来说则是必须控制的。因此，对于整个人群而言，包括脂肪、蛋白质等各种营养素都是重要的，只是应该有恰当的摄入量。

各种各样的食品各有不同的营养成分及优势，多种食物合理搭配才可以弥补不同食物的缺陷，达到平衡膳食的目的。日常从食物中获得的营养素的种类及数量均能满足人体的需要，且可以避免过量，从能量的摄入来分析也能使蛋白质、脂肪及碳水化合物比例合适。所以合理搭配十分重要。假如用肉、鱼、虾、蛋、豆制品等高蛋白食品搭配每天的膳食就是非常错误的（不少儿童的膳食常犯此错误），而不吃蛋类的素食者容易出现蛋白质缺乏，正确的搭配是每天吃适量的粮食、肉禽类、牛奶、蔬菜、水果等，且搭配的数量合理就能符合平衡膳食的要求。中国营养学会建议每天吃谷类及杂豆 250～400 克，蔬菜 300～500 克，水果 200～400 克，畜禽肉类 50～75 克，鱼虾类 50～100 克，蛋类 20～50 克，奶类 300 克，大豆类及坚果 30～50 克，油 25～30 克，盐 6 克，水 1200 毫升。

2. 少吃垃圾食品

所谓垃圾食品是指含人体所需营养成分，经过炸、烤、烧等加工工艺使营养成分部分或完全丧失，或在加工过程中添加、生成或长期过量食用在人体内产生有害物质潴留的食品。如含苯并吡的油炸类食品、含亚硝酸盐的熏制类食品以及易造成水钠潴留的腌制类食品等等。

世界卫生组织公布的十大垃圾食品包括：油炸类食品、腌制类食品、加工类肉食品（肉干、肉松、香肠、火腿等）、饼干类食品（不包括低温烘烤和全麦饼干）、汽水可乐类饮料、方便类食品（主要指方便面和膨化食品）、罐头类食品（包括鱼肉类和水果类）、话梅蜜饯果脯类食品、冷冻甜品类食品（冰淇淋、冰棒、雪糕等）、烧烤类食品。

（1）油炸食品

以美式快餐为代表的油炸食品，充斥着全世界范围内的快餐行业，不管男女老少都或多或少的受到了这一"垃圾"的侵袭，即使专家不断的呼吁，即使国人极力排斥，都不能动摇它们的地位。

危害：①导致心血管疾病元凶（油炸淀粉）；②含致癌物质；③破坏维生素，使蛋白质变性。

（2）腌制类食品

泡菜、咸菜，都是中国、日本、朝鲜的传统食品；腊肉也是很多国家的特色风味，不过，腌制类食品不要贪吃！

危害：①导致高血压，肾负担过重，导致鼻咽癌；②影响黏膜系统（对肠胃有害）；③易得溃疡和发炎。

（3）加工类肉食品（肉干肉松、香肠等）

肉松、香肠已经是每个家庭餐桌上不可缺少的一道风景了，但是研究表明香肠吃多了易得胰腺癌——美国最近一个大型癌症会议上发表的研究证实，吃太多热狗、香肠与其他加工过的肉类食品，会增加患胰腺癌的风险。

危害：①含三大致癌物质之一：亚酸盐（防腐和显色作用）；

②含大量防腐剂（加重肝脏负担）。

（4）饼干类食品（不含低温烘烤和全麦饼干）

饼干是人们早餐和旅游的必备食品，但是除了高热量之外，还有许多隐患。

危害：①食用香精和色素过多（对肝脏功能造成负担）；②严重破坏维生素；③热量过多、营养成分低。

可选择低温烘烤和全麦饼干，吃饼干时喝些水，减少摄入量。

（5）汽水可乐类食品

危害：①含磷酸、碳酸，会带走体内大量的钙；②含糖量过高，喝后有饱胀感，影响正常食欲。

（6）方便类食品（方便面和膨化食品）

方便类食品营养对微量元素的摄取明显不足，造成营养不均衡。调味包中味精、盐过多；含防腐剂。

危害：①盐分过高，含防腐剂、香精（损肝）；②只有热量，没有营养。

（7）罐头类食品（包括鱼肉和水果）

危害：①破坏维生素，使蛋白质变性；②热量过多，营养成分低。

（8）话梅蜜饯类食品（果脯）

加工过程中，水果中所含维生素 C 完全破坏；除了热量外，几乎没有其他营养。添加大量香精、防腐剂，对健康不利。话梅含盐过高，长期摄入会诱发高血压。

危害：含三大致癌物质之一：亚酸盐（防腐和显色作用）；②盐

分过高，含防腐剂、香精（损肝）。

（9）冷冻甜品类食品（冰淇淋、冰棒和各种雪糕）

危害：①含奶油极易引起肥胖；②含糖量过高影响正餐。

（10）烧烤类食品

当人们在享受美味的烧烤、羊肉串的时候，谁会想到这美味的背后隐藏着危机。世界卫生组织最新报告称，烧烤食品有很强"毒性"。

危害：①含大量"三苯四丙吡"（三大致癌物质之首）；②1 只烤鸡腿 =60 支烟的毒性；③导致蛋白质炭化变性（加重肾脏、肝脏负担）。

3. 控制油、盐的摄取

（1）控制油的摄取

食用油是人体正常生理功能必需的脂肪酸的来源，也是脂溶性维生素的载体，我们不必谈"油"色变，但是食用油一定要讲究"量"。研究表明，长年吃油腻的食物，不仅会加大胆汁和胰液的分泌，诱发胆囊炎和胰腺炎，还极易导致血液中的胆固醇和脂肪酸黏附、沉积在血管壁上，造成动脉硬化，甚至形成血栓。大量研究证实，膳食中脂肪占总热量比例大于30％时，患高血压、高脂血症、心脑血管病及癌症的几率都会成倍增加。有些癌症如结肠癌、乳腺癌、前列腺癌等，也与吃油过多有着或多或少的联系。近年来由于脂肪超标引发的慢性病正在成为威胁人们健康的严重公共卫生问题。

中外专家都认为，人们日常食用的菜子油、茶油、麻油、豆油和花生油，主要成分都是脂肪，且脂肪含量在90%以上。在所有的食品中，油脂单位热量最高，100克植物油热量高达899千卡（约3758千焦），比同量猪肉的热量要高出2倍。

如果每人每天多吃一汤匙（15克）油，一个月后体重就可能增加700～800克，一年就会增加体重近10千克。而"一肥百病生"，高血脂、高血糖、高血压、冠心病、脑梗塞等富贵病发病率就会随之上升。长此以往，肥胖就会成为整个民族的问题，并对10年、20年、30年后的全民健康造成潜在威胁。

中国营养学会制订的《中国居民平衡膳食宝塔》和《中国居民膳食指南》建议，我国成年人每人每天摄取的油不宜超过25克，差不多两勺的量。如果拿不准，可以选择带有刻度的油壶，时时提醒自己不要用油过量。另外，购买大包装食用油，也会间接导致吃油过量，因为大桶装的油容易一下子倒出太多。在食用油的选择上，一定要看颜色和保质期，颜色越浅说明精炼程度越高，油越纯正，所含对人体有害的杂质也少；而购买日期离生产日期越近越好。

（2）摄取适量的盐

盐乃"百味之王"，是人们生活中不可缺少的调味品，也是人体内氯和钠的主要来源。如果人体缺少了盐，则心脏不能正常跳动，肌肉可能抽筋，也可以引起消化不良、食欲不振。尤其是在体力活动时出汗较多，盐分随汗水排出也相应增多，就要适当地加以补充。然而，若长期摄入过量食盐，则同样容易影响健康，诱发疾病。

食盐过量会伤骨，饮食中钠盐过多，在肾小管吸收方面，过多的钠离子与钙离子相竞争，使钙的排泄增加，刺激甲状旁腺分泌较多的甲状旁腺素，因此激活"破骨细胞"膜上的腺苷酸环化酶，促使骨盐溶解，破坏了骨质代谢的动态平衡，因而易发生骨质疏松症甚至骨折。

食盐过量易患感冒，现代医学研究发现，人体内氯化钠浓度过高时，钠离子可抑制呼吸道细胞的活性，使细胞免疫能力降低，同时由于口腔内唾液分泌减少，使口腔内溶菌酶减少，这样病原体易于侵入呼吸道。同时，由于血中氯化钠浓度增高，也可使体内具有抗病毒作用的干扰素合成减少。

食盐过量可以引起胃炎，食入过量的高盐食物后，因食盐的渗透压高，对胃黏膜会造成直接损害。动物实验表明，当喂给大白鼠高浓度的食盐水后，其胃黏膜发生弥漫性充血、水肿、糜烂、出血和坏死，使胃黏膜易受损而发生胃炎或胃溃疡。

食盐过量会加重糖尿病，实验发现，食物中的钠含量与淀粉的消化、呼吸速度和血糖反应有着直接的关系。食盐可以通过刺激淀粉酶的活性而加速淀粉的消化，或加速小肠对淀粉被消化后生成的葡萄糖的吸收，以致进食含盐食物者的血糖浓度高于进食不含盐食物者。因而限制食盐摄入量，应作为防治糖尿病的一种辅助措施。

食盐过量易诱发支气管哮喘，实验发现，支气管哮喘患者在摄入食盐量增加后，对组织胺的反应性增加，易于诱发支气管哮喘发作，或使病情加重。

除上危害外，食盐过量还可以使人罹患高血压，加重心脏负担，促发心力衰竭，患有肾炎、肝硬化的人，也会因食盐过量而加重水肿或出现腹水。

要既补充身体需要又吃得健康，有专家建议我国成人每人每天食盐的摄入量最好控制在6~9克左右，其实这个数字已经在照顾中国人的饮食习惯了，按照世界卫生组织的建议，成人每人每天食盐摄入量不宜超过6克。

对于孩子来说，从婴幼儿起就该培养孩子饮食清淡的习惯，不要在孩子的饮食中放入太多盐，以免埋下健康隐患。

第五章 各国都在行动：
食品安全应对机制

食品安全问题已经是一个国际性的问题，当然，世界上也有着越来越多的组织和国家都在为保障食品安全做着相关的努力。这其中既有国际性的组织，它们制定或实行着世界通用的食品安全标准和法规，并通过自己的行动和呼吁产生国际性的影响，来引导食品安全朝着健康、可持续的方向发展。同时，各国也积极展开行动，尤其是欧美一些发达国家，在食品安全方面的监管、法律、应急等方面的机制已经日趋完善，很值得学习借鉴。我国的食品安全应对体系也在不断的发展完善之中，既考虑到与我国的国情符合，也不断努力以期与国际接轨。

一、食品安全的国际化标准及组织

目前世界上食品安全已经形成比较成熟的认证及检验系统和相关国际化组织，在食品安全方面具有相当大的影响力。

1. 国际食品安全标准

为了保障消费者的食品安全，通常需要在"从农场到餐桌"的整个食物链中采取措施预防、消除和降低食品危害对消费者造成的危险，这无疑是个复杂和相互关联的风险管理过程。目前国际上对食品安全的控制普遍采用危害分析语关键控制点（HACCP）。但 HACCP 不是孤立的体系，它要求企业有一个管理基础（如 ISO 9000 等），要求对食品安全卫生有一个基本的控制水平，并有效实施卫生标准操作程序，才能使 HACCP 体系有效地运行。

（1）HACCP 体系

HACCP（Hazard Analysis and Critical Control Point）表示危害分析的临界控制点。确保食品在生产、加工、制造、准备和食用等过程中的安全，在危害识别、评价和控制方面是一种科学、合理和系统的方法。但不代表健康方面一种不可接受的威胁。识别食品生产过程中可能发生的环节并采取适当的控制措施防止危害的发生。通过对加工过程的每一步进行监视和控制，从而降低危害发生的概率。

HACCP 并不是新标准，它是 20 世纪 60 年代由皮尔斯伯公司联合美国国家航空航天局（NASA）和美国一家军方实验室（Natick 地区）共同制定的，体系建立的初衷是为太空作业的宇航员提供食品安全方面的保障。

近年来，随着全世界人们对食品安全卫生的日益关注，食品工业和其消费者已经成为企业申请 HACCP 体系认证的主要推动力。世界范围内食物中毒事件的显著增加激发了经济秩序和食品卫生意识的提高，在美国、欧洲、英国、澳大利亚和加拿大等国家，越来越多的法规和消费者要求将 HACCP 体系的要求变为市场的准入要求。一些组织，例如美国国家科学院、国家微生物食品标准顾问委员会，以及

WHO/FAO 营养法委员会，一致认为 HACCP 是保障食品安全最有效的管理体系。

对大多数 HACCP 成功的使用者来说它可用于从农场到餐桌的任何环节。

在农场上，可以采用多种措施使农产品免受污染。例如，监测好种子、保持好农场卫生、对养殖的动物做好免疫工作等。

在食品加工厂里的屠宰和加工过程中也应做好卫生工作，当肉制品和家禽制品离开工厂时，还应做好运输、储存和分发等方面的控制工作。

在批发商店里，确保合适的卫生设施、冷藏、存贮和交付活动免受污染。

最后，在餐馆、食品服务机构和家庭厨房等地方也应作好食品的贮藏、加工和烹饪的工作，确保食品安全。

消费者可以在家中实施 HACCP 体系。通过适当的储存、处理、烹调和清洁程序，从去商店购买肉和家禽到将这些东西摆上餐桌的整个过程中，有多个保障食品安全的步骤。例如，对肉和家禽进行合适的冷藏、将生肉和家禽与熟食隔离开、保证肉类煮熟、冷藏和烹饪的残留物不得有细菌滋生等。

（2）ISO 9000 系列质量标准

1980 年，国际标准化组织（ISO）正式批准成立了"质量管理和质量保证技术委员会"（TC 176），并着手建立国际化的质量管理体系标准。1987 年，适用于一切经济实体、组织和机构的第一个国际质量管理标准——"ISO 9000 族"系列标准诞生，并在 1994 年推出第二版，2000 年 11 月推出第三版（即 ISO 9000：20000）。ISO 9000 系列质量标准问世以后，受到世界各国政府的关注，并纷纷以国家标准颁布，企业界也积极采用本标准，在企业内部建立质量管理体系，以加强质量管理，适应品质竞争的需要。目前已有 100 多个国家和地区在积极推行 ISO 9000 系列质量标准。

ISO 9000 系列质量标准是关于如何运用现代质量管理的科学理论和先进方法来建立和健全组织（企业）的质量体系，通过对企业质量体系的不断改进和完善来达到产品质量的不断提高。通过质量体系持续有效的运行，充分发挥了企业的组织作用和质量职能，使影响产品质量的各个因素和产品质量形成过程的各个关节都处于受控状态，减少和消除质量缺陷，预防质量问题的发生，生产出满足质量要求的产品，达到用户满意和企业获利的双重目标。

ISO 9000：2000 系列质量标准自制定以来，已经在质量领域发挥了重要作用：①权威地表明认证企业质量管理模式已经与国际标准接轨；②扎实地理顺、强化企业内部的质量管理水平；③显著地增强企业的声誉、形象和竞争地位；④主动地获得参与国际贸易竞争的"通行证"；⑤有效地防止、避免产品责任制引发的损失；⑥节省了第二审核的经历和费用。

（3）良好生产规范（GMP）体系认证

GMP 自 20 世纪 70 年代初被提出，并于 1969 年世界卫生组织向全世界推荐以来，已在不少发达国家和发展中国家得到认可并采纳。目前除美国已立法强制实施食品 GMP 外，其他如日本、英国、加拿大、新加坡、德国、澳大利亚等国家，均采取劝导方式辅导业者自动自发实施。1998 年，卫生部颁布了《保健食品良好生产规范》和《膨化食品良好生产规范》，这是我国首批颁布的食品 GMP 强制性标准。至今，中国国家卫生部共颁布了 20 个国标 GMP，其中 1 个通用 GMP 和 19 个专用 GMP，作为强制性标准予以发布。

（4）良好农业规范（GAP）认证

1997 年欧洲零售商协会（EUREP）在零售商的倡导下提出了"良好农业规范（GAP）"，简称为 EUREPGAP，2001 年 EUREP 秘书处首次将 EUREPGAP 标准对外公开发布。到 2005 年 11 月，已有 62 个国家和地区超过 34586 家农产品生产者获得认证。2003 年 4 月我国国家认证认可监督管理委员会首次提出在我国食品链源头建立"良好农业规范"体系，并于 2004 年启动了 ChinaGAP 标准的编写和制定工作，主要参照 EUREPGAP 标准的控制条款，并结合中国国情和法规要求编写而成。2006 年 1 月，我国国家认证认可监督管理委员会制定了《良好农业认证实施规则（试行）》，并会同有关部门联合制定了良好农业规范系列国家标准，用于指导认证机构开展作物、水果、蔬菜、肉牛、肉羊、奶牛、生猪和家禽生产的良好规范认证活动，每个标准包含通则、控制点与符合性规范、检查表和基准程序。用于认证的良好农业规范系列国家标准为：《良好农业规范》（GB/T 20014—2005，包括 10 个部分）和《良好农业规范认证实施规则》（CNCA—N—004：2007）。

2. 食品安全国际化标准组织

食品领域的国际标准化组织主要有国际标准化组织（ISO）、联合国粮食与农业组织和世界卫生组织下属的食品法典委员会（FAO/WHO CAC）、国际乳品联合会（IDF）、国际葡萄与葡萄酒局（IWO）、世界动物卫生组织（OIE）、国际植物保护公约（IPPC）等，其中ISO、CAC、OIE、IPPC四大标准组织是世界贸易组织（WTO）认可的国际标准化组织。

（1）国际食品法典委员会（CAC）

FAO/WHO 的食品法典委员会（CAC）自 1963 年成立至今，已拥有 165 个成员国家，覆盖世界人口的 98%。CAC 是 WTO 认可的唯一向世界各国政府推荐的国际食品法典标准的组织，其标准也是 WTO 在国际食品贸易领域的仲裁标准。截至 2001 年底，CAC 制定了 250 项食品产品标准、96 项技术规范和指南、58 项取样和分析方法、25 项污染物准则、1005 项食品添加剂的产品质量标准、7 项农药残留和兽药残留标准。上述标准构成了较为完善的食品标准体系，涉及一般原则和要求、食品标签及包装、食品添加剂、农药和兽药残留标准、污染物、取样和分析方法、进出口食品检验、出证体系和食品卫生等方面。

质量控制是 CAC 所有工作的核心内容，CAC 标准对发展中国家和发达国家的食品生产商和加工商的利益是同等对待的。制定 CAC 标准、准则或规范的关键因素是采用危险性分析的方法，这包括危险性评估、危险性管理和危险性信息。CAC 要求所有的分委会介绍他们使用的危险性分析方法，这些资料是所有未来标准的基础。

质量保证体系已成为 CAC 工作的重点，CAC 最近通过了应用 HACCP 体系的指南，把 HACCP 看做是评估危害和建立强调预防措施（而非依赖于最终产品的检测）的管理体系的一种工具，CAC 非常强调和推荐 HACCP 与 GMP 的联合使用。

1962～1999 年 CAC 已制订的标准、规范数目：食品产品标准 237个；卫生或技术规范 41 个；评价的农药 185 个；农药残留限量 2374个；污染物准则 25 个；评价的食品添加剂 1005 个；评价的兽药 54个。已出版的食品法典共 13 卷，内容涉及食品中农残；食品中兽药；水果蔬菜；果汁；谷、豆及其制品；鱼、肉及其制品；油、脂及其制品；乳及其制品；糖、可可制品、巧克力；分析和采样方法等诸多方面。对食品原料加工和生产中应用生物技术的问题进行认真的研究工作已经开始，CAC 不断地研究与食品安全和保护消费者预防健康危害有关的新概念和系统，这些议题的研究引导 CAC 未来的工作方向。

目前，国际食品法典委员会已成为全球消费者、食品生产和加工者、各国食品管理机构和国际食品贸易重要的基本参照标准。法典对食品生产、加工者的观念以及消费者的意识已产生了巨大影响，并对保护公众健康和维护公平食品贸易做出了不可估量的贡献。

国际食品法典委员会对保护消费者健康的重要作用已在 1985 年联合国第 39/248 号决议中得到强调，为此国际食品法典委员会指南采纳并加强了消费者保护政策的应用。该指南提醒各国政府应充分考虑所有消费者对食品安全的需要，并尽可能地支持和采纳国际食品法典委员会的标准。

（2）国际标准化组织（ISO）

在食品方面，国际标准化组织（ISO）有专门负责农产食品标准工作的技术委员会 ISO/TC 34 和专门负责淀粉包括其衍生物和副产品标准工作的技术委员会 ISO/TC 93。ISO 的食品标准体系由基础标准（术语）、分析和取样方法标准、产品质量与分级标准、包装标准、运输标准、储存标准等组成。截至 2003 年 3 月，其制定了 770 项标准，其中包括已发布标准 608 项，草案 162 项。ISO 的食品标准主要是食品产品标准和食品质量指标检验检测方法的标准。

（3）世界动物卫生组织（OIE）

世界动物卫生组织（Office International Des Epizooties，OIE）又称为国际兽疫局（International Office of Epizootics，IOE），是一个政府间组织，它由 28 个国家于 1924 年签署的一项国际协议产生的。

世界动物卫生组织的职能主要包括以下 3 方面：向各国政府通告全世界范围内发生的动物疫情以及疫情的起因，并通告控制这些疾病的方法；在全球范围内，就动物疾病的监测和控制进行国际研究；协调各成员国在动物和动物产品贸易方面的法规和标准。

世界动物卫生组织在由各成员国政府委派的常驻代表组成的国际委员会的授权和管理下开展工作。世界动物卫生组织的职能由 OIE 中央办公署具体实施，中央办公署的署长由国际委员会任命。中央办公署执行由选举产生的委员会草拟的决议。这些委员会包括：管理委员会、区域性委员会、专家委员会。到1999年12月，世界动物卫生组织成员国已经达到155个。

（4）国际植物保护公约（IPPC）

国际植物保护公约（International Plant Protection Convention，简称IPPC）是1951年联合国粮食和农业组织（FAO）通过的一个有关植物保护的多边国际协议，1952年生效。1979年和1997年，FAO分别对IPPC进行了2次修改，1997年新修订的植物保护公约尚未生效。国际植物保护公约由设在粮农组织植物保护处的IPPC秘书处负责执行和管理，目前，签约国为111个，中国尚未加入该公约。

国际植物保护公约的目的是确保全球农业安全，并采取有效措施防止有害生物随植物和植物产品传播和扩散，促进有害生物控制措施。国际植物保护公约为区域和国家植物保护组织提供了一个国际合作、协调一致和技术交流的框架和论坛。由于认识到IPPC在植物卫生方面所起的重要作用，WTO/SPS协议规定IPPC为影响贸易的植物卫生国际标准（植物检疫措施国际标准，ISPMs）的制定机构，并在植物卫生领域起着重要的协调一致的作用。

区域植物保护组织（The Regional Plant Protection Organizations，简称RPPOs）在区域范围内负责协调有关IPPC的活动，在新修订的IPPC中，区域性植物保护组织的作用扩展到与IPPC秘书处一起协调工作。

3. 食品安全的国际性行动

很多国际性的组织或者协会在食品安全领域做了大量工作。其中世界卫生组织就是突出代表，该组织尤其在推进 HACCP 的世界各国和地区的良好应用不遗余力，组织出版了大量技术指导手册和刊物，协调各国开展了大量的 HACCP 培训和推广应用工作。

1982～1983 年，世界卫生组织（WHO）召开会议专门讨论了 HACCP 的概念和方法，对多年来的应用经验和所取得的成就进行了总结，评价了 HACCP 对食品卫生工作所作出的贡献，提出对 HACCP 的应用进行技术培训并提供所需的物质或经济条件的工作纲要。WHO 分别于 1991 年和 1993 年发行了如何实施应用 HACCP 的技术手册。联合国粮农组织（FAO）在 1994 年起草的《水产品质量保证》文件中规定，应将 HACCP 作为水产品企业进行卫生管理的主要要求，并使用 HACCP 原理对企业进行评估。世界卫生组织（WHO）和联合国粮农组织（FAO）出版了"水产养殖品食物安全问题"883 号技术报告。1993 年，FAO/WHO 食品法典委员会（CAC）批准了《HACCP 体系应用准则》。1997 年又颁发了新版法典指南《HACCP 体系及其应用准则》，作为《食品法典——食品卫生基础文件》三个文件之一，该指南已被广泛地接受并得到了国际上普遍的采纳。该指南应用于所有食品的安全控制，并提出 HACCP 与质量管理体系（ISO）可兼容。

各国政府相关机构和组织也开展了大量工作来推进 HACCP 体系的应用。1997 年 6 月，在荷兰召开了由美国、日本、英国、澳大利亚和欧盟委员会等18个国家和组织参加的"肉和禽肉检查国际会议"，会上达成的会议决议指出，作为世界食品卫生主流，在食品加工控制中，应当采用HACCP体系。这是一种有效的办法，今后对于食品卫生，需要"从农田到餐桌"全面加以考虑，并要有相应的卫生管理程序。

国际微生物学会食品微生物标准委员会于1998年报道并发表了HACCP在确保食品品质与微生物学安全中的应用的单行本。1998年6月CAC通过《水产品建议操作法典草案》，列出新鲜鱼、冻鱼、鱼糜，软体贝类，咸鱼、烟熏鱼，水产罐头，模拟蟹肉，养殖水产品的HAC-CP模式。全球食品零售协会（GFSI）也发布了以HACCP为基础，包括GMP/GDP/GAP和ISO部分要素的食品安全卫生零售业准入标准。中国农业部也在2000年3月，在加拿大阿尔伯塔省经济发展部的协助下，举办了一期有100人参加的HACCP培训班。

由于认识到食品安全问题已经成为日益突出的国际性问题，WHO与其合作伙伴正在商讨为进一步改善食品安全而制定的各项政策，以期帮助各国对食品安全实行更有效的管理和控制。这些食品安全政策包括从生产到消费的食物链的各个环节，将应用于WHO食品安全规划和WHO其他规划项目与部门的工作中，其中包括加强食品安全体系，促进良好的食品工艺实践和向零售商和消费者讲授适宜合理的食品管理与处理知识。对消费者的培训和传播知识是预防食源性疾病最重要的干预措施之一。

WHO正在促进建立国际级实验室，以便对人与动物食源性疾病进行监督、对食物中病原菌进行监测。在与其成员国合作方面，WHO正在支持研制国际认同的资料收集准则，同时 WHO 也正在搜集有关食物中毒和监督的数据资料，以及扩大自身监督疫情的能力，其中包括食源性疾病的暴发事件。WHO 目前正在扩展其各参与国家对食品供应方面的化学品污染的监测的全球网络，尤其关注发展中国家。

WHO 正在推动各国采用食品加工的工艺技术，其中包括巴斯德消毒、食品的辐射和发酵技术；通过建立 WHO/FAO 专家顾问组评价食品中的微生物，以提高食品安全的科学基础；WHO 正在加强 FAO/WHO 食品法典委员会的工作，该委员会颁布的标准、准则和建议通过世界贸易组织已成为食品安全必要条件的国际参比依据。

生物技术的应用在发达国家和发展中国家已成为重要的公共卫生问题。WHO 与 FAO 的办法是邀请一些专家来评价通过基因转化产生的植物、微生物和动物的安全性和营养成分问题。WHO 目前已推动一些建立知识库的工作，重点在于广泛地评估与来自生物技术所产生食物的生产与消费有关的危险性、益处和其他需要考虑的问题。

食品安全事件发生的原因可能是多种多样的，但其形成和造成危害的扩大与国际贸易一体化程度的增加、生物变异、食品生产方式和人类生活方式的改变是分不开的。为此，在2001年初世界卫生组织召开的第53届世界卫生大会上，全球100余个成员国针对食品安全问题达成了一项《食品安全》决议，决议评估了当前的国际性食品安全问题，提出了对国际水平、国家水平和地区水平上的食品安全控制策略。

在国际食品安全国际标准方面的另一最新动向是编号为 ISO 22000

的食品系列标准在 2004 年出台。国际标准化组织农产食品技术委员会（ISO/TC34）参照质量环境管理体系国际标准（ISO 90001/ISO 14001）的框架起草了食品安全管理体系国际标准（ISO 22000）。2004 年 6 月，ISO 发布了 ISO 22000 国际标准草案，并于 2005 年下半年正式发布了 ISO 22000《食品安全管理体系对整个食品链中组织的要求》。建立该标准的目的是为了使各国的标准系统在一个国际水平的标准上协调起来。这一标准与目前联合国有关组织已经推出的规则相协调，并与 ISO 的有关守则相一致。ISO 22000 帮助食品制造业更好地使用 HACCP 原则，它不仅针对食品质量，也将包括食物安全和食物安全系统的建立，这也是首次将联合国有关组织的文件（HACCP）列入质量管理系统中来。ISO 22000 是一个有效的工具，它帮助食品制造业生产出安全、符合法律和顾客以及他们自身要求的产品，必将在全球范围内产生广泛而又深远的影响。

二、发达国家的食品安全管理体系

发达国家强调从"农田到餐桌"的全过程安全监控，在食品安全监管模式上，逐步趋向于统一管理、协调高效；在管理手段上，逐步采用风险分析作为食品安全监管的基本模式。其特点主要表现在以下几个方面：

（1）职能集中、分品种管理

为提高食品安全监管的效率，欧美发达国家纷纷将食品安全监管职能集中到一个或少数几个部门，并加大部门间的协调力度，实现权责相对集中。欧盟委员会于2002年初正式成立了欧盟食品安全管理局（EFSA），对欧盟内部所有与食品安全相关的事务进行统一管理。在EFSA督导下，一些欧盟成员国对原有监管体制进行了调整，将食品安全监管职能集中到一个部门。德国将原食品、农业和林业部改组为消费者保护、食品和农业部，接管了卫生部的消费者保护和经济技术部的消费者政策制定的职能，对全国的食品安全统一监管。丹麦通过持续改革，将原来担负食品安全管理职能的农业部、渔业部、食品部合并为食品和农业渔业部，形成了全国范围内食品安全的统一管理机构。法国新设食品安全评价中心，荷兰成立国家食品局，以实现对全国食品安全的统一监管。美国政府成立"总统食品安全管理委员会"，成员包括农业部、商业部、卫生部、管理与预算办公室、环境保护局、科学与技术政策办公室等有关职能部门；各部门职能互不交叉，每个部门负责一种或数种产品的全部监管工作，并在委员会的统一协调下实现对食品安全工作的一体化管理。

（2）法规完善、标准严格

发达国家大多建立了涵盖所有食品类别和食品链各环节的法律体系。从1906年美国第一部与食品有关的法规——《食品和药品法》开始，美国政府先后制定和修订了35部与食品安全有关的法规。食品安全法令规定了明确的标准和监管程序，如联邦食品、药品和化妆品法对掺假食品、错贴标签的食品、紧急状态下食品的控制、发生争议时的司法复议等内容都做出了详细规定。政府在食品安全监管中的首要职能是制定食品安全标准并予以强制执行。欧盟为统一并协调内部食品安全监管规则，30 年来陆续制定了通用食品法、食品卫生法等 20 多部法规。2000 年初，欧盟发表了食品安全白皮书，包括食品安全政策体系、食品法规框架、食品管理体制、食品安全国际合作等内容，是欧盟完善食品安全法规体系和管理机构的指导性文件。

（3）源头抓起，全程监管

发达国家在长期食品卫生安全监管中探索出源头抓起、全程监管的做法。监管环节包括生产、收获、加工、包装、运输、贮藏和销售等；监管对象包括化肥、农药、饲料、包装材料、运输工具、食品标签等。目前，发达国家已建立的食品安全控制体系中，最典型的就是在食品生产企业中广泛实施的"通用良好生产规范"（GMP）和"危害分析和关键控制体系"（HACCP）。欧盟要求农民或养殖企业对饲养牲畜的详细过程进行记录，包括饲料的种类及来源、牲畜患病情况、使用兽药的种类及来源等信息。屠宰加工厂收购活体牲畜，养殖方必须提供上述信息的记录。屠宰后被分割的牲畜肉块，也必须有强制性的标识，内容包括可追溯号、出生地、屠宰场批号、分割厂批号等。

（4）质量认证、追根溯源

发达国家通过实行认证制度、食品溯源管理制度和食品标签管理制度保证食品的卫生安全。1987 年，国际标准化组织（ISO）发布了 ISO 9000 质量管理和质量保证系列标准，2005 年 ISO 又发布了食品安全管理体系标准 ISO 22000。这是针对整个食物链进行全程监管的国际统一食品卫生安全管理体系，为食品卫生安全管理提供了新的依据和方式。食品溯源制度是食品卫生安全管理的一个重要手段。它利用现代化信息管理技术给每件商品标上号码、保存相关的管理记录，从而进行追踪溯源。一旦在市场上发现危害消费者健康的食品，就可根据标记将其从该市场中撤出。发达国家普遍实行了严格的标签管理制度。美国是世界上食品标签法规最完备和管理最严格的国家，从 1994 年 5 月起实施《食品标签法》，规定对所有的预包装食品必须实行强制性标签。从 1988 年开始实行环境标志制度，有 36 个州联合立法，在塑料制品、包装袋、容器上使用绿色标志。2006 年 3 月 8 日，美国众议院通过了《全国统一食品安全标签法》，使 50 个州的包装食品安全条例一致，并统一监管。

（5）加强检测，市场召回

世界各国特别是欧美等发达国家非常重视食品卫生安全检测体系的建设，并通过检测体系进行食品质量与卫生安全的监管。美国农业部根据农产品市场准入和市场监管的需要，建有分农产品品种的全国性专业检测机构和分区域的农产品质量监测机构。各州也建有州级农产品质量监测机构，主要负责农产品生产过程中的质量安全和产地质量安全。欧盟由农业行政主管部门按行政区划和动物性食品种类设立全国性、综合性和专业性检测机构来负责执行监督检验。日本由农林水产省授权的第三方检测机构对农产品进行检测。美国召回制度在政府行政部门的主导下进行，食品召回分为三级：第一级是最严重的，消费者食用了这类产品将肯定危害身体健康甚至导致死亡；第二级是危害较轻的，消费者食用后可能不利于身体健康；第三级是一般不会有危害的，消费者食用这类食品不会引起任何不利于健康的后果，比如贴错标签、标识有错误或未能充分反映产品内容等。

(6) 预防为主、风险管理

欧美国家十分重视食品安全管理方面的预防措施，并以科学的危害分析作为制定食品安全政策的基础。HACCP 体系作为世界公认的行之有效的食品安全质量保证系统，在欧美等国家和地区的食品生产加工企业中得到广泛应用。HACCP 体系的目标在于有效预防和控制可能存在的食品安全隐患，通过对食品生产的整个过程进行分析，找出对食品安全有影响的环节，确定关键性的控制点，并为每个关键点确定衡量限制和监控程序，在生产中对关键点严密监控，一旦出现问题，马上采取纠正和控制措施消除隐患。美国食品安全责任主体明确，企业作为当事人对食品安全负主要责任。企业应根据食品安全法规的要求来生产食品，确保其生产、销售的食品符合安全卫生标准。政府的作用是制定合适的标准，监督企业按照这些标准和食品安全法规进行食品生产，最大限度地减少食品安全风险，并在必要时采取制裁措施。违法者不仅要承担对于受害者的民事赔偿责任，而且还要受到行政乃至刑事制裁。

1. 美国的食品安全监管

经过几代人的努力，目前美国在食品安全方面取得了令人瞩目的成绩，极大地提高了美国人民的健康水平。"9·11"事件后，美国更是加强了在食品安全方向的投资力度，制定了《动物健康保护法》、《公共卫生安全与生物恐怖应对法》，在法律中规定了一系列食品防恐的措施，如对国内外食品厂商实施更加严格的注册登记和通报制度等。

（1）美国食品安全管理机构及其主要职责

美国是分散管理模式的典型，涉及食品监督管理的机构非常复杂，主要的机构达 20 个之多。细分起来，卫生部有 5 个，农业部有 9个，环境保护局有 3 个，还商务部、国防部和海军各 1 个。而其中最主要的有美国卫生部（DHHS）所属的食品和药物管理局（FDA）、美国农业部（USDA）所属的食品安全检验局（FSIS）、美国农业部动植物卫生检验局（APHIS）以及美国国家环境保护署（EPA）。

在联邦一级，食品安全监管机构主要有 3 个。

①美国食品和药物管理局（FDA）

归属于卫生和人类服务部（HHS），其职责范围包括所有国产和进口食品（但不包括肉类和禽类）、瓶装水、酒精含量小于 7% 的葡萄酒。

食品安全职责：执行食品安全法律，管理除肉和禽以外的国内和进口食品；通过检验食品加工厂、食品仓库、收集和分析样品，检验其物理、化学、微生物污染；产品上市销售前，负责综述和验证食品添加剂和色素添加剂的安全性；综述和验证兽药对所用动物的安全性及对食用该动物食品的人的安全性；监测作为食品生产动物的饲料的安全性；制定美国食品法典、条令、指南和说明，并与各州合作应用这些法典、条令、指南和说明，管理牛奶、贝类和零售食品工厂，如餐馆和杂货商店；现代食品法典可以作为零售商和护理院及其他机构如何准备食品和预防食源性疾病的参考；建立良好的食品加工操作规程和其他的生产标准，如工厂卫生、包装要求、危害分析和关键控制点计划；与外国政府合作确保进口食品的安全；要求加工厂商召回不安全的食品、监测这些召回行动并采取相应的执法行动；对食品安全开展研究；对行业和消费食品安全处理规程的培训。

②美国农业部（USDA）

美国农业部的食品安全监管活动由负责食品安全的副部长负责领导。其下属的食品安全检验局（FSIS）主要负责保证美国国内生产和进口消费的肉类、禽肉及蛋类产品供给的安全、有益，标签、标示（识）真实，包装适当。

食品安全职责：执行食品安全法律，管理国内和进口肉、禽产品；对用作食品的动物屠宰前和屠宰后进行检验；检验肉、禽屠宰厂和肉、禽加工厂；与美国农业部市场销售局（AMS）合作监测和检验加工的蛋制品；收集和分析食品样品，进行微生物和化学污染物、感染物和毒素监测和检验；在准备、包装肉禽产品，热加工和其他处理时，建立食品添加剂和食品其他配料使用的生产标准；建立工厂卫生，确保所有进口到美国的外国肉、禽加工符合美国标准；肉、禽加工者对其加工的不安全产品自愿召回；资助肉、禽加工食品安全的研究；教育行业和消费者安全的食品处理规程。

③美国国家环境保护署（EPA）

职能范围包括饮用水，由植物、海产品、肉和禽制造的食品。

食品安全职责：建立安全饮用水的标准；管理有毒物质和废物，预防其进入环境和食物链；帮助各州监测饮用水的质量，探求预防饮用水污染的途径；测定新的杀虫剂的安全性，建立杀虫剂在食品中的限量水平，发布杀虫剂安全使用指南。

总体来看，美国上述不同部门之间的分工是根据其相关法律确定的。各部门在食品安全监管中，基本上能够按照职能分工执行自己的任务。联邦、州和地方当局在食品安全方面，包括规定食品及其加工设施方面，发挥着相互补充、相互依靠的作用。正是由于监管体系比较健全，美国极少发生特别大的食品安全事件。

（2）美国的食品安全法规

1906 年出台的《食品与药品法》和《联邦肉类检验法》标志着美国联邦政府在食品安全方面立法的开始。100 多年来，随着科学技术的发展和新问题的不断产生，新的法律法规及其修正案也不断面世。美国关于食品的法律法规包括两个方面的内容。一是议会通过的法案，称为法令（ACT）。管理食品安全的法令主要有《联邦食品、药品和化妆品法（FDCA）》、《公共卫生服务（PHSA）》、《联邦肉类检验法（FMIA）》、《禽产品检验法（PPIA）》、《蛋产品检验法（EPIA）》、《联邦杀虫剂、杀菌剂和杀鼠剂法（FIFRA）》、《食品质量保护法（FQPA）》等。二是由权力机构根据议会的授权制定的具有法律效力的规则和命令，如政府行政当局颁布的法规。

（3）美国的食品召回制度

在美国负责食品安全的国家机构网站上，每天都刊登被召回的食品安全信息。召回是一种自发的行为，或者应美国食品和药物管理局、美国食品安全检验局的要求进行，如果拒绝召回，食品就会被扣留或者没收。执行机构通过四种方式来落实召回制度：①生产商或者销售商通报其食品的可能危害；②管理机构采样检查时发现问题；③现场发现问题包括假冒伪劣；④国家和地方机构发现的流行病涉及食品的问题。一旦决定召回，管理机构就在网站上以"新闻"和"召回通知"两种途径发布。涉及"召回"的新闻内容还在销售地的媒体上发布。

美国对一些重要的食品比如学生午餐，重视程度更高，通常由农业部食品安全检验局直接控制，一旦发现问题，派驻各地的分部机构可以当场予以扣留。美国农业部食品安全检验局如果发现或了解到可能的不安全食品，会进行一项预调查，预调查的步骤包括，联系生产商、了解更多的信息；访问声称遭受不洁食品伤害的消费者；采集和分析样品；收集和证实可疑食品的信息；与派驻现场的检察官讨论；与州和地方卫生部门保持联系；将有关事件记录在案。

2. 欧盟的食品安全监管

欧洲共同体（简称欧盟）委员会自从 20 世纪 60 年代初就制定了食物政策，以确保食物在成员国之间自由流通。每一个国家层次上的法律条款必须由共同体的条款来代替。欧盟委员会的初期法规可以称为垂直或处方法规，即它们只适用于一种或一组食品。当食物方面出现一系列的问题（如疯牛病、沙门菌、大肠杆菌 O_{157}）后，降低了消费者对欧盟食物管理制度的信任度。在 1985 年欧盟委员会发表"食物通讯"之后，食物立法程序才真正加速发展。

目前，欧盟实行由一个独立部门进行统一管理的食品安全管理模式。欧盟食品安全局是欧盟对食品安全管理的独立机构，独立地对直接或间接与食品安全有关的事件提出科学建议，成员国和欧盟共同执行食品安全管理政策。欧盟委员会也参与对欧盟的食品安全管理。食品产业受成员国有关机构的监督，但这些机构同时受欧盟的管理。自2006年1月1日起，欧盟有关食品安全的一系列法规全面生效，食品安全的监督管理将成为一个统一、透明的整体。法规要求欧盟的每个成员国在2007年1月1日建立和实施对于食品和饲料的国家控制计划。一些国家如德国、丹麦和瑞典等均以欧盟食品安全指令为原则和指导，释义和制定本国的食品安全法规和部门具体执行指南，形成层次分明的法规体系。

（1）欧盟食品安全管理机构及其职责

①欧盟食品安全局（EFSA）

欧盟食品安全局是欧盟对食品安全管理的独立机构，由管理委员会、行政主任、咨询论坛、科学委员会和8个专家小组组成。

EFSA的主要责任是独立地对直接或间接与食品安全有关的事件提出科学建议，这些事件包括与动物健康、动物福利、植物健康、基本生产和动物饲料有关的事件；建立各成员国食品安全机构之间密切合作的信息网络，评估食品安全风险，向公众发布相关信息。具体说，根据欧盟理事会、欧盟议会和成员国的要求，为风险管理决策提供有关食品安全和其他相关事宜（如动物卫生、植物卫生、转基因生物、营养等）的政策建议；为制定有关食品链方面的政策与法规提供技术性建议；收集和分析食品安全潜在风险的信息，监控欧盟整个食品链的安全状况；确认和预报食品安全风险；在其权限范围之内向公众提供有关信息。此外，EFSA还对非食物和转基因饲料、与欧盟法规和政策有关的营养问题等提出科学建议。

欧盟食品安全局还在风险管理方面向其成员国提供必要的支援。在食品安全危机发生时，欧盟理事会将成立一个危机处置小组，欧盟食品安全局将为该小组提供必要的科学技术和政策建议。危机处置小组会收集相关信息，提出防止和消除风险的办法。欧盟食品安全局还承担着快速报警的任务。各成员国的食品安全机构有责任将本国有关食品和饲料存在的安全风险及其限制措施的信息，迅速通报给欧盟快速预警体系，欧盟理事会将收到的通报信息转发给各成员国和欧盟食品安全局。欧盟食品安全局的宗旨是要保持食品安全相关信息的公开与透明，将一切与公众利益相关的食品安全信息公之于众，最大限度地减少食品安全问题可能带来的隐患。

近年来，欧盟的许多成员国建立了国家食品安全局，它们的责任和任务在各国之间也各不相同。其中尤其以爱尔兰的食品安全监管模式非常成功，成为世界上的一个典型范例。

在爱尔兰食品安全监管体制改革以前，食品安全监管职能分散在6个政府部门、33个地方当局和8个地区卫生机构手中。农业和食品部负责检查农场、屠宰场、肉品加工厂是否符合食品安全规定，同时还负责农业的发展；地方政府和地区卫生机构承担各种其他的食品安全职能，如检查面向国内市场的肉品加工厂、非动物来源食品的生产和加工、零售业和餐饮业等。此外，多个机构承担着实施食品安全法规的任务。

爱尔兰政府于 1996 年重新审查了食品安全系统。1997 年初，政府建立的跨部门委员会向爱尔兰议会建议组建爱尔兰食品安全局。政府认为食品安全局应该直接承担所有的食品安全职能，包括食品安全法规的实施。新的建议导致了爱尔兰食品安全局（FSAI）的建立，这在 1998 年《爱尔兰食品安全法》中正式得到明确，并在 1999 年初正式运转。为把消费者保护放在首要位置，FSAI 是一个法定的、独立的以科学为基础的实体，向卫生和儿童部而不是产业部门报告。

爱尔兰食品安全局的任务是保障在爱尔兰消费、运输、销售或生产的食品符合最高的安全和卫生标准，从而保护消费者的健康。

爱尔兰食品安全局的基本职责是采取所有合理的手段，以保障在爱尔兰生产、运输或销售的食品达到合理适用的食品安全和卫生最高标准，保证食品符合法定的要求，或在必要时应符合公认的良好生产规范。

（2）欧盟的食品安全法规

欧盟具有一个较完善的食品安全法规体系，涵盖了"从农田到餐桌"的整个食物链。欧盟的食品安全法规体系主要有两个层次，一是以食品基本法及后续补充发展的法规为代表的食品安全领域的原则性规定；二是在以上法规确立的原则指导下的一些具体的措施和要求。

从 2000 年颁布的《食品安全白皮书》到 2002 年生效的《食品基本法》（即 178/2002 号法令），欧盟在食品安全立法领域确定了一系列基本的原则和理念，并在这些原则和理念的基础上，建立起了一个较为完善的食品安全法律体系。如 2004 年 4 月，欧盟公布了 4 个补充的法规，涵盖了 HACCP、可追溯性、饲料和食品控制，以及从第三国进口食品的官方控制等方面的内容。它们被称为"食品卫生系列措施"，包括欧洲议会和理事会第 852/2004 号法规"食品卫生"，第 853/2004 号法规"动物源性食品具体卫生规定"，第 854/2004 号法规"供人类消费的动物源性食品的官方控制组织细则"和第 882/2004 号法规"确保符合饲料和食品法、动物健康和动物福利规定的官方控制"。这 4 个法规都于 2006 年 1 月 1 日起生效。除了这些基础性的规定，欧盟还在食品卫生、人畜共患病、动物副产品、残留和污染、对公共卫生有影响的动物疫病的控制和根除、食品标签、农药残留、食品添加剂、食品接触材料、转基因食品、辐照食物等方面制定了具体的法律。到目前为止，欧盟已经制定了 13 类 173 个有关食品安全的法规，其中包括 31 个法令，128 个指令和 14 个决定。

3. 日本的食品安全监管

（1）日本的食品安全管理机构及职责

日本法律明确规定食品安全的管理部门是农林水产省和厚生劳动省。农林水产省主要负责生鲜农产品及其粗加工产品的安全性，侧重在这些农产品的生产和加工阶段；厚生劳动省负责其他食品及进口食品的安全性，侧重在这些食品的进口和流通阶段。根据新的食品卫生法修正案，日本于 2006 年 5 月起正式实施肯定列表制度，即禁止含有未设定最大残留限量标准的农业化学品且其含量超过统一标准的食品的流通。日本建有完善的农产品质量安全检测监督体系，全国有 48 个道府（县）、市，共设有 58 个食品质量检测机构，负责农产品和食品的监测、鉴定和评估以及各政府委托的市场准入和市场监督检验。日本农林水产省消费技术服务中心有 7 个分中心，负责农产品质量安全调查分析，受理消费者投诉、办理有机食品认证及认证产品的监督管理。消费技术服务中心与地方农业服务机构保持紧密联系，搜集有关情报并接受监督指导，形成从农田到餐桌多层面的农产品质量安全检测监督体系。

近年来，日本频繁发生食品安全危机。特别是 2001 年日本发生疯牛病后，又由此发现全国农业协会等恶意欺骗消费者，使用虚假标识，以进口肉类假充国产肉事件，使日本食品的"安全神话"被打破，国民对来自食品的多种可能传染给人的疾病产生恐慌。2003 年 7 月 1 日，日本内阁府食品安全委员会经长期酝酿，终于正式成立。日本政府有关食品安全的职能分工格局由此发生重大变化。其主要职责是实施食品安全风险评估。其负责自行组织或接受农水省、厚生省等负责对食品安全风险进行具体管理部门（下称风险管理部门）的咨询，通过科学分析手法，对食品安全实施检查和风险评估。根据风险评估结果，要求风险管理部门采取应对措施，并监督其实施情况。另外，以委员会为核心，建立由相关政府机构、消费者、生产者等广泛参与的风险信息沟通机制，并对风险信息沟通实行综合管理。

日本内阁府食品安全委员会由 7 名委员组成最高决策机构，该委员会的委员全部为民间专家，经国会批准，由首相任命，任期 3 年。专门调查会由共计 200 名专门委员（含兼任）构成，全部为民间专家，任期 3 年。专门调查会分为 3 个评估专家组：①化学物质评估组。负责评估食品添加剂、农药、动物用医药品、器具及容器包装、化学物质、污染物质等。②生物评估组。负责评估微生物、病毒、霉菌及自然毒素等。③新食品评估组。负责对转基因食品、饲料肥料、新开发食品等的风险实施检查评估。

（2）日本食品安全法律体系

日本的食品安全法律法规体系由基本法律和一系列专业、专门法律法规组成。《食品卫生法》和《食品安全基本法》是两大基本法律。《食品卫生法》是在 1948 年颁布并经过多次修订，最近一次修订是在 2003 年 5 月。该法是日本控制食品质量安全与卫生的最重要法典，对所有食品都有极为详细的规定，包括食品、食品添加剂、天然香料、设施设备（不包括农业、水产业的设施设备）、食品包装容器。该法禁止出售含有毒、有害物质的食品，或不符合现有的生产和配料贮藏标准的食品，以及不符合该法规定的规格及标准的设备及包装容器。日本在 2003 年颁布了《食品安全基本法》。该法确立了"消费者至上"、"科学的风险评估"和"从农场到餐桌全程监控"的食品安全理念，要求在国内和从国外进口的食品供应链的每一环节确保食品安全并允许预防性进口禁运。

在日本，涉及食品安全的专业、专门法律法规很多，包括食品质量卫生、农产品质量、投入品（农药、兽药、饲料添加剂等）质量、动物防疫、植物保护 5 个方面。主要有《农药取缔法》、《肥料取缔法》、《家禽传染病预防法》、《牧场法》、《水道法》、《土壤污染防止法》、《农林产品品质规格和正确标识法》、《植物防疫法》、《家畜传染病防治法》、《农药管理法》、《持续农业法》、《改正肥料取缔法》、《饲料添加剂安全管理法》、《转基因食品标识法》、《包装容器法》等。

三、我国的食品安全管理体系

1. 我国的食品安全监管机构及其职责

2008 年第十一届全国人民代表大会后，我国开展了新的行政管理体制和机构改革政策。在食品安全监督管理方面最大的改革是"国家食品药品监督管理局改由卫生部管理，理顺食品药品监管体制"。调整后，在食品监管方面，由卫生部牵头建立食品安全综合协调机制，负责食品安全综合监督，承担食品安全综合协调，组织查处食品安全重大事故的责任；农业部负责农产品生产环节的监管；国家质量监督检验检疫总局负责食品生产加工环节和进出口食品安全的监管；国家工商行政管理总局负责食品流通环节的监管；国家食品药品监督管理局负责餐饮业、食堂等消费环节的食品安全监管。各部门需要密切协同，形成合力，共同做好食品安全监管工作。由卫生部会同国家食品药品监督管理局适时推进食品安全监管队伍整合。在食品生产、流通、消费环节许可工作监督管理方面，由卫生部负责提出食品生产、流通环节的卫生规范和条件，纳入食品生产、流通许可的条件；国家食品药品监督管理局负责餐饮业、食堂等消费环节食品卫生许可的监督管理；国家质量监督检验检疫总局负责食品生产环节许可的监督管理；国家工商行政管理总局负责食品流通环节许可的监督管理。不再发放食品生产、流通环节的卫生许可证。

（1）卫生部

卫生部为国务院的组成部门，其在食品管理方面的主要职责如下：

①推进医药卫生体制改革。拟定卫生改革与发展战略目标、规划和方针政策、起草卫生、食品安全、药局、医疗器械相关法律法规草案，制定卫生、食品安全、药品、医疗器械规章、依法制定有关标准和技术规范。

②承担食品安全综合协调、组织查处食品安全重大事故的责任，组织制定食品安全标准，负责食品及相关产品的安全风险评估、预警工作，制定食品安全检验机构资质认定的条件和检验规范，统一发布重大食品安全信息。

③负责卫生应急工作，制定卫生应急预案和政策措施，负责突发公共卫生事件监测预警和风险评估，指导实施突发公共卫生事件预防控制与应急处置，发布突发公共卫生事件应急处置信息。

④指导规范卫生行政执法工作，按照职责分工负责职业卫生、放射卫生、环境卫生和学校卫生的监督管理，负责公共场所和饮用水的卫生安全监督管理，负责传染病防治监督。

⑤会同国家食品药品监督管理局适时推进食品安全监管队伍整合。

卫生部设 15 个内设机构，其中与食品管理关系最密切的有以下3 个。

①政策法规司

起草围上法律法规草案，组织拟定卫生政策和标准；起草部门规章；承担机关有关规范性文件的合法性审核工作；承担有关行政复议和行政应诉工作。

②卫生应急办公室（突发公共卫生时间应急指挥中心）

拟定卫生应急和紧急医学救援规划、制度、预案和措施；指导突发公共卫生事件的预防准备、监测预警、处置救援、分析评估等卫生应急活动；指导地方对突发公共卫生事件和其他突发事件实施预防控制和紧急医学救援；组织实施对突发急性传染病防控和应急措施；对重大灾害、恐怖、中毒事件以及核事故、辐射事故等组织实施紧急医学救援；发布突发公共卫生事件应急处置信息。

③食品安全综合协调与卫生监督局

组织拟定食品安全标准；承担组织查处食品安全重大事故的工作；组织开展食品安全监测、风险评估和预警工作；拟定食品安全检验机构资质认定的条件和检验规范；承担重大食品安全信息的发布工作；指导规范卫生行政执法工作；按照职责分工，负责职业卫生、放射卫生、环境卫生和学校卫生的监督管理；负责公共场所、饮用水的卫生监督管理；负责传染病防治监督；整顿和规范医疗服务市场，组织查处违法行为；督办重大医疗卫生违法案件。

（2）国家食品药品监督管理局

国家食品药品监督管理局为卫生部管理的国家局（副部级），其在食品监督管理方面的主要职责如下：①制定药品、医疗器械、化妆品和消费环节食品安全监督管理的政策、规划并监督实施，参与起草相关法律法规和部门规章草案；②负责消费环节食品卫生许可和食品安全监督管理；③制定消费环节食品安全管理规范并监督实施，开展消费环节食品安全状况调查和监测工作，发布与消费环节食品安全监管有关的信息；④组织查处消费环节食品安全和药品、医疗器械、化妆品的研制、生产、流通、使用方面的违法行为；⑤指导地方食品药品有关方面的监督管理、应急、稽查和信息化建设工作；⑥开展与食品药品监督管理有关的国际交流与合作；⑦负责保健食品的监督管理，法律法规另有规定的从其规定；⑧由卫生部会同国家食品药品监督管理局适时推进食品安全监管队伍整合。

国家食品药品监督管理局设 10 个内设机构（副司局级），其中与食品管理关系最密切的有政策法规司、食品安全监管司、稽查局等。

（3）农业部

农业部是主管农业与农村经济发展的国务院组成部门，农业部在食品管理方面的主要职责是：①研究拟定农业的产业政策，引导农业产业结构的合理调整、农业资源的合理配置和产品品质的改善；提出有关农产品及农业生产资料价格、关税调整、大宗农产品流通、农村信贷、税收及农业财政补贴的政策建议；组织起草种植业、畜牧业、渔业、乡镇企业等农业各产业的法律、法规草案。②研究制定农业产业化经营的方针政策和大宗农产品市场体系建设与发展规划。促进农业产前、产中、产后一体化；组织协调菜篮子工程和农业生产资料市场体系建设；研究提出主要农产品、重要农业生产资料的进出口建议；

预测并发布农业各产业产品及农业生产资料供求情况等农村经济信息。③拟定农业各产业技术标准并组织实施；组织实施农业各产业产品及绿色食品的质量监督、认证和农业植物新品种的保护工作；组织国内生产及进口种子、农药、兽药、有关肥料等产品的等级和农机安全监督管理工作。④起草动植物防疫和检疫的法律法规草案，签署政府间协议、协定，制定有关标准；组织、监督对国内动植物的防疫、检疫工作，发布疫情并组织扑灭。

农业部设 16 个职能司（厅、局、室），其中与食品管理关系最密切的有产业政策与法规司、市场与经济信息司、种植业管理司、畜牧兽医局、渔业局等。

（4）国家质量监督检验检疫总局

国家质量监督检验检疫总局（正部级）是国务院主管全国质量、计量、出入境商品检验、出入境卫生检疫、出入境动植物检疫和认证认可、标准化等工作，并行使行政执法职能的直属机构。

国家质量监督检验检疫总局主要在食品的质量检验检疫方面行使职能，共设 18 个内设机构（正司局级），其中与食品管理关系最密切的有法规司、质量管理司、卫生检疫监管司、动植物检疫监管司、检验监管司、进出口食品安全局、产品质量监督司、食品生产监管司、执法督察司等。

（5）国家工商行政管理总局

国家工商行政管理总局为国务院直属机关，在食品管理方面的主要职责有：①负责市场监督管理和行政执法的有关工作，起草有关法律法规草案，制定工商行政管理规章和政策。②承担监督管理流通领域商品质量和流通环节食品安全的责任，组织开展有关服务领域消费维权工作，按分工查处假冒伪劣等违法行为，指导消费者咨询、申诉、举报受理、处理和网络体系建设等工作，保护经营者、消费者的合法权益。

国家工商行政管理总局设 13 和内设机构（正司局级），其中与食品管理最为密切的是法规司、消费者权益保护局、食品流通监督管理司、企业注册局等。

2. 我国食品安全法律法规体系

有关食品生产、加工、流通和消费的相关法律、法规、规范性文件构成的有机体系，称为食品安全法律体系。早在新中国成立之初，我国政府就颁布了一系列有关保证食品安全的卫生管理要求。从 20 世纪 80 年代开始，我国政府制修订了一系列与食品安全有关的法律法规和管理条例（办法）。其中由国家制定的法律法规有 30 多种，各部委制定法规、条例、管理办法等近 100 种。同时，各地方也配套出台了许多食品安全管理办法，为我国食品质量安全的监管工作奠定了法律基础。经过长期的努力，我国目前已形成了以《中华人民共和国食品卫生法》、《中华人民共和国产品质量法》、《中华人民共和国标准化法》、《中华人民共和国农业法》等法律为基础，以《食品生产加工企业质量安全监督管理办法》、《食品标签标注规定》、《食品添加剂管理规定》，以及涉及食品安全要求的大量技术标准等法规为主体，以各省及地方政府关于食品安全的规章为补充的食品安全法规体系。

2007 年底，国务院法制办会同有关部门对食品卫生法修订草案作了进一步修改，并根据修订内容，将"食品卫生法修订草案"名称改为"食品安全法草案"，由此这一概念首次正式浮出水面。2009 年 6 月 1 日，《食品安全法》正式颁布。相对于以往的政策法规，新出台的《食品安全法》有以下亮点。

（1）食品免检成历史名词

新法第六十条规定，食品安全监督管理部门对食品不得实施免检。县级以上质量监督、工商行政管理、食品药品监督管理部门应当对食品进行定期或者不定期的抽样检验。不收取检验费和其他任何费用。

专家解读：现在出现安全问题的食品不少都是免检产品，"三鹿奶粉事件"表明免检并不等于安全。为此，新法明确规定食品不得实施免检，将此前国务院废除免检的措施法制化。

（2）明星代言要担责

《食品安全法》第五十五条规定，社会团体或者其他组织、个人在虚假广告中向消费者推荐食品，使消费者的合法权益受到损害的，与食品生产经营者承担连带责任。

专家解读：当前食品安全问题的始作俑者是食品生产者和经营者，但明星的虚假代言也起到推波助澜的作用。明星对虚假广告给消费者造成的损失承担连带责任于理公平，也有必要，对目前愈演愈烈的虚假广告起到遏制作用。

（3）食品添加剂目录外的不能用

新法从第四十三到第四十八条规范了食品添加剂的生产和应用，食品添加剂应当在技术上确有必要且经过风险评估证明安全可靠；不得在食品生产中使用食品添加剂以外的化学物质和其他可能危害人体健康的物质。

专家解读：《食品安全法》对食品添加剂首先实行了严格的审批管理。例如，什么样的添加剂可以添加到食品里面，国家对此制定出目录来。目录里面没有的，哪怕暂时证明对人体没有害处，也不能添加。另外，使用了什么样的添加剂，用了多少，都要在产品的外包装标签里严格地注明。标签必须和实际内容相一致，否则就要接受处罚。

（4）消费者可索10倍赔偿

《食品安全法》第九十六条规定，违反本法规定，造成人身、财产或者其他损害的，依法承担赔偿责任。生产不符合食品安全标准的食品或者销售明知是不符合食品安全标准的食品，消费者除要求赔偿损失外，还可以向生产者或者销售者要求支付价款10倍的赔偿金。

专家解读：各类食品问题层出不穷，关键就是食品企业的违法成本很低。新《食品安全法》将赔偿标准大大提高，这种既有人身损害赔偿，又有惩罚性赔偿，加大了经营者的违法成本，对其起到震慑作用。

（5）统一食品安全国家标准

《食品安全法》第三章共九条明确了统一制定食品安全国家标准的原则。要求国务院卫生行政部门对现行的食用农产品质量安全标准、食品卫生标准、食品质量标准等予以整合，统一公布为食品安全国家标准。

专家解读：目前我国食品标准散、乱、差，卫生标准、质量标准、国家标准等重复交叉、层次不清，部分标准老化，缺乏前瞻性。《食品安全法》从四个角度严格食品安全标准，即统一发布，动态调整，以人为本，鼓励企业制定严于、高于国家、地方标准的企业标准。

3. 我国食品认证制度

食品认证是一项系统工程，它包括食品生产、加工、销售、消费等各相关环节，并着眼于现实资源和技术条件，以消费者的身体健康和安全为最高目的，以制定标准、实施标准为主要环节，按照统一、简化、协调、选优的原则，在各有关方面的协作下，对产品的生产、加工、贮藏、运输、销售全过程进行标准化管理。

为了规范我国的食品认证工作，国家先后颁布了相关的法律法规，如《中华人民共和国标准化法》（1988）、《产品质量认证管理条例》（1991）、《产品质量认证管理条例实施办法》（1992）、《中国质量体系认证机构认可规则》和《中国质量体系认证实施程序规则》（1994）、《认证认可管理条例》（2003）等。于2001年8月正式成立国家认证认可监督管理委员会（CNCA），统一管理、监督和综合协调全国的认证认可工作。据不完全统计，已经在国家认证认可监督管理委员会注册的认证机构有130多家，其中影响较大的综合性认证机构有：中国质量认证中心（CQC）、方圆标志认证中心、中国认证机构国家认可委员会（CNAB）、中国认证人员和培训机构国家认可委员会（CNAT）等。

我国一方面积极开展国际上比较通行的有关食品认证，如前述的HACCP、ISO 9000、ISO 14000、ISO 22000等认证，以与国际接轨。另一方面又从我国的实际情况出发，开展适合我国国情的食品认证，如食品质量安全市场准入制度（即"QS"认证）、无公害农产品认证、有机食品认证和绿色食品认证。另外还有部分行业、地方和其他认证机构各自开展的"食用农产品安全认证"、"食品认证"、"葡萄酒认证"、"饮品认证"等多种形式的产品认证。

（1）"QS"认证

食品质量安全市场准入制度，即"QS"认证，是围绕原材料进厂把关、生产把关、生产设备、工艺流程、产品标准、检验设备与能力、环境条件、贮运、包装等方面进行审查，对食品生产加工企业实施食品生产许可证制度，对生产的食品实施强制检验制度，检验合格的食品出场前要加印（贴）食品质量安全市场准入标志（QS标志）。

（2）无公害农产品认证

2001年4月，经国务院批准，"无公害食品行动计划"正式启动。其主要目标是，通过建立健全质量安全体系，对农产品实行从产地环境、投入品、生产过程、加工贮运到市场准入全过程的质量安全控制，力争用 5 年左右的时间，基本实现食用农产品的无公害生产，保障消费安全、质量安全指标达到发达国家或地区的中等水平。

无公害农产品的认证机构，由国家认证认可监督管理委员会审批，并获得国家认证认可监督管理委员会授权的认可机构的资格认可后，方可从事无公害农产品认证活动。认证机构对获得认证的产品进行跟踪检查，受理有关的投诉、申诉工作。

（3）绿色食品认证

1990 年 5 月 15 日，中国正式宣布开始发布绿色食品。农业部 1990 年成立了中国绿色食品发展中心，在全国倡导、推动发展绿色食品，具体负责绿色食品认证工作。中国绿色食品发展中心是组织和指导全国绿色食品产业发展的权威管理机构，也是绿色食品标志商标的所有者，隶属于中华人民共和国农业部。目前绿色食品发展中心在各省、自治区、直辖市及部门计划单列市建立了 40 个委托工作机构、56 个顶点环境监测机构和 14 个顶点产品质检机构，全国统一的绿色食品认证、监测体系基本形成。

（4）有机食品认证

我国有机食品认证机构有多家，到目前为止，经国家认证认可监督管理委员会认可的专职或兼职有机认证机构共有 8 家。主要的有国家环境保护总局有机食品发展中心（OFDC）和中绿华夏有机食品认证中心（COFCC）。

（5）绿色市场认证

为进一步推动食品、农产品流通环节的标准化建设，确保农产品、食品流通过程的安全、卫生，根据国家"三绿工程"（提倡绿色消费、培育绿色市场、开辟绿色通道）的要求，国家认证认可监督管理委员会与商务部联合制定的《绿色市场认证管理办法》于 2003 年 10 月 23 日正式实施，从而开展了针对农副产品、食品批发、零售市场的"绿色市场"认证。

4. 我国的食品召回制度

2007 年 8 月 31 日，国家质检总局发布第 98 号局令，于当日公布并正式实施《食品召回管理规定》。

管理规定共五章四十五条，主要内容包括食品召回的管理体制；食品安全信息管理；食品安全危害调查和评估；食品召回实施，包括主动召回、责令召回和召回结果评估与监督以及召回食品后处理，以及法律责任。

根据这一规定，食品召回将采用"二级监管"的模式，由质检总局统一组织、协调全国食品召回的监管工作，监督、指导省级质监部门开展召回工作；省级质监部门根据国家质检部门的工作部署和要求，负责组织本行政区域内食品召回的监管工作，市级质监部门配合省级质监部门实施召回过程的监督管理。

国家质检总局将组织建立食品召回信息管理系统，统一收集、分析和处理有关食品召回信息。食品生产者应向所在地省级质监部门及时报告食品安全危害相关信息。食品生产者应通过建立完善的产品质量安全档案，准确记录并保存食品生产、加工、销售等方面的信息，确保一旦发生食品安全事件，能够在第一时间找到事发的根源。

在食品安全危害的调查和评估方面，食品生产者获知其提供的产品可能存在危害的，应立即进行缺陷调查和评估。必要时，所在地的省级以上质监部门启动监管部门调查和评估。并设立食品召回专家委员会，为食品安全危害调查、评估等工作提供技术支持和做出认定。

在食品召回分级方面，根据食品安全危害程度的评估对食品召回分为三级。一级召回是已经或可能诱发食品污染、食源性疾病等对人体健康造成严重危害甚至死亡的，或者流通范围广、社会影响大的不安全食品的召回。二级召回是已经或可能引发食品污染、食源性疾病等对人体健康造成危害，危害程度一般或流通范围较小、社会影响较小的不安全食品的召回。三级召回是已经或可能诱发食品污染、食源性疾病等对人体健康造成严重危害，危害程度轻微的，或者是含有对特定人群可能引发健康危害的成分而在食品标签和说明书上未予以标识，或标识不全、不明确的食品的召回。

食品的主动召回方面，食品生产者确认其加工制作的食品存在安全危害，决定实施主动召回的，应及时制定召回计划，提交所在地的省级质监部门备案。

食品的责令召回方面，食品生产者故意隐瞒安全危害问题，不主动实施召回的，由于食品生产者的过错造成食品安全危害扩大或再度发生的，以及国家监督抽查发现不符合食品安全标准的食品经调查、评估确认属于不安全食品的，由国家质检总局发出通知或公告责令企业召回不安全食品，并发布消费警示。

在食品召回结果评估方面，食品生产者按规定程序完成食品召回后，应向所在地的省级质监部门提交召回总结报告，监管部门必须对召回效果做出评估认定。

这一规定的出台为规范我国不安全食品的召回活动提供了制度保障。通过规范程序要求，食品生产者必须按照规定的程序，及时对不安全的食品通过更换、退货、补充或修正消费说明等方式，减少和消除不安全食品可能导致的危害。

第六章　明天，绿色的餐桌：
全球共同努力

食品安全不但关乎现实生活，也关系到我们每个人的未来。人们正通过各种渠道的努力，使食品安全成为一个绿色的名词，可以让我们放心享用餐桌上的食物带来的营养与美味。2008 年的北京奥运会，在全世界运动员和观众的盛会中，我国已经为食品安全做出了自己的承诺和努力。此外，《北京宣言》中倡导的全球合作理念，也应该是我们为之努力的方向。

一、"绿色奥运"，关于食品安全的大检验

2008 年奥运会在中国的首都北京举办，北京奥组委（BOCOG）提出了"绿色奥运、科技奥运、人文奥运"的理念，绿色奥运包含着绿色社区、绿色校园、绿色商业、绿色旅游、绿色单位、绿色企业等多项内容。

奥运会中大量的运动员和观众来自不同国家和民族，饮食文化的背景不同，对食品的需求也就各不相同，例如中国人的主食主要是面食和米饭，炖、烧、炒是菜肴类食品的主要加工方法，西方很多国家则对面包、黄油、奶酪等食品感兴趣，而穆斯林民族的饮食风俗又迥然不同。比赛期间运动员对营养的需求也不尽相同，体能主导类项目

对高能量食品要求较多，而技能主导类项目则需要高蛋白以及高维生素类食品。因此，不同国家、不同运动员对食品种类和数量的需求差异性是很显著的。

由于食品的多样性，还使得食品原料供给渠道多样和复杂，产生了食品原料基地规划与建设、流通途径工艺形式和设计、新的食品供应链等多方面问题，形成了食品种类多、需求数量大和进货渠道复杂等特点。据统计，2008 年北京奥运会期间仅运动员、官员、记者的膳食品种就将累计超过 1500 种，为这些菜肴供应各种原材料的企业将超过 500 家。目前北京市场上一半以上的食品来自外地省市，供应渠道十分复杂，加大了数量和质量的安全控制难度。

北京作为特大消费型城市，在每年 2000 亿元的消费总额中，食品约占 600 多亿元。食品消费市场如此巨大，是世界任何一个国家都不会遇到的大问题。而奥运会增加的食品消费，使北京面临前所未有的挑战。北京"绿色奥运"不仅要在奥运会期间保障食物供给安全，提供必需的营养和卫生，而且还要使奥运会之后的北京乃至中国相关地区的生态环境是可持续发展的，奥运食品安全的内涵需要凝练。

1. 奥运会前食品安全管理面临的挑战

从申奥开始，我国政府为了实现绿色奥运理念，已经相继出台了一系列的法规、办法和创新机制，在食品安全的相关管理工作中，做出了许多具有建设性的工作。我国也一直在学习和利用其他奥运会举办国的成功经验，以及利用举办亚运会所做的练兵实践。但是，我们要把北京奥运会办成世界上最好的一次奥运会，充分体现"绿色奥运"理念，依然面临很多挑战，存在着以下3个方面的问题：

（1）对标准认识的差异

我国目前与食品有关的国家法律法规有《食品卫生法》、《动植物检疫法》和《商品检验法》等，卫生部、商务部、国家质量监督检验检疫总局、国家工商总局、农业部等有关食品安全管理部门也相应制定了一系列涉及食品生产、加工、流通和进出口贸易等方面的法规与标准。同时，按照国家《标准化法》的要求，我国制定并实施了大量的关于食品方面的国家、行业或地方标准。据不完全统计，截至2002年9月，全国已经颁布实施的各类食品的国家标准、行业标准已达2226项。尤其是一些名优品牌的企业或行业，为了维护消费者的利益，还制定了许多高于国家标准的行业标准或企业标准。

但是，奥运会食品安全按标准评价时，各个国家制定的相关标准所涵盖的内容以及依据的技术是存在差异的，我国的食品标准不仅面临着标准的更新、补充和完善，而且也存在着与国际标准的接轨问题。

另外，在制定食品安全法律法规系统时，WTO和国际食品法典委员会使用的危险性评估技术，我国在对化学性和生物性危害的暴露评估和定量危险性评估方面采用该技术尚不够，采用HACCP风险分析技术的食品企业虽然在增加，但是依然不够广泛，在强制性方面存在着行业之间的差异，以及同行业之间不同规模企业的差异。在如何监督和检测我国食品中农药、兽药的残留量或禁用工业原料等问题中，我们还有很多工作要做。

我国食品流通领域正在逐步实施的市场准入制度，以及不合格产品下架和召回制度，目的是使食品按标准准入，达不到标准要求的食品实施市场退出机制。奥运会的食品市场准入涉及食品品种、种类的变化，一些我国原来没有的食物品种和种类的市场准入或召回标准需要建设，有些新的进口食品、礼仪食品等也使我们面临标准和要求的适应和变化。

（2）如何保障食品安全监管系统功能的通畅

我国的食品安全监管工作涉及管理部门较多，基本都是条条管理，即系统对口管理模式。例如卫生部的"四级食品安全监督检验系统"，国家级食品质量监督检测机构共 11 个，涉及食品、农副产品、粮油食品、茶叶、蜂产品、肉制品、乳制品、香精香料、葡萄酒、包装机械等领域。国家质检总局在各口岸设立的出入境检验检疫局，负责出入境食品安全的监督检验工作。农业部所属的国家级质检中心 13个、全国性的农业标准化技术委员会和标准化技术归口单位 20 多个，部级以上农业质量监测中心 179 个等。也就是说，我国政府机构实施的是系统对口层层管理下去，层层上报上来的纵向管理模式，而且，各部委系统是相对独立和具有较高自由度的。

当然，根据实际监管的需要，也会经常采取多部门联合行动的食品安全监管行动，例如工商部门和质检部门统一部署，进行各种的食品安全市场专项检查；我国正在建设的食品安全信用系统则是由卫生部等八部委联合进行的。可以说，经过近 20 年的建设，与食品相关的我国政府管理部门的职责已经明确和清晰，职能在不断理顺，管理的必要交叉和或缺状况得到较好的调整和修正。

（3）信息统计与数据积累水平与建设速度

食品安全方面的信息数据积累是一项长期的复杂系统工程，信息的统计方法和数据处理技术是信息质量的关键。有研究认为，我国在农药残留监测关键技术方面还落后于西方发达国家。例如美国 FDA 的多残留监测方法可检测 360 多种农药，加拿大多残留监测方法可检测 251 种农药，而中国同时测定上百种农药的多残留分析技术虽然在科学研究方面已经取得一定成果，但是应用方面还处于起步初期。因此针对奥运会的食品安全索要进行的预报，其消息的可靠性、科学性和充分性，是各级预报的首要任务，而信息数据的积累是需要提前开始的。

2. 食品安全，延伸了"绿色奥运"内涵

对食品而言，绿色奥运理念实际上将食品的生产、加工、流通、消费全过程的安全携"绿色"而融为一体。这一理念不仅促使我们在 2008 年北京奥运会期间能够为所有来北京、来中国的人提供安全的、绿色的食品，还为我国继续完善食品安全保障系统，建立健全市场的准入、监督、检验机制，加强风险防范和预警控制能力提供了机遇。北京奥组委在建设绿色奥运的过程中，已经和正在建设着一大批绿色的食品原料基地、加工基地和物流配送与流通系统，在很大程度上大大提高了我国食品安全的整体监管水平，有力地促进了我国食品的标准化系统建设、信用系统建设等。绿色奥运理念深刻体现出绿色、生

态和可持续发展的思想，使科学、体育和社会的协调发展具有更广阔的时空意义和人文精神。

（1）专家组成的北京奥运食品安全专家委员会

为保障北京奥运会的食品安全，由15名中外专家专门成立了北京奥运食品安全专家委员会，委员会的主要工作是：为北京奥运食品安全工作提供咨询、建议和指导性意见；指导并参与制定"2008年北京奥运食品安全行动计划"；指导行动计划的实施；参与奥运会期间食品安全信息的分析和评估；参与奥运会期间食品安全突发事件的评估。

曾直接参与过巴塞罗那、悉尼、雅典奥运会和盐湖城冬奥会食品安全工作的外国专家有8人，其中既有世界卫生组织的食品安全主管，也有美国食品药品管理局的官员和美国奥本大学的教授。而国内专家有7人，分别来自中国疾病控制中心、国家体育总局运动医学所、国家兴奋剂检测中心、北京体育大学、北京食品协会、北京食品学会、北京大型活动保障中心等研究机构和部门。

这同时标志着北京奥运食品安全行动计划开始全面启动。奥运食品原料供应、重点地区食品安全控制措施以及奥运食品反恐等方面都被列入该计划中。

（2）最终受益者是广大北京市民

奥运食品安全计划根据2008年奥运会的规模、场馆分布、供餐数量等具体特点，对奥运食品原料的安全供应及全程追溯、奥运食品供应基地及生产厂家的动态监测、奥运餐饮服务商准入条件、奥运会期间场馆内及重点地区食品安全的实时监控和风险的控制措施、奥运食品反恐等方面做出详细规定。此外，建立奥运食品安全标准体系和检测体系、制定奥运食品安全的应急预案，通过周密的演习计划，全面检验北京奥运食品安全的控制能力。

奥运食品安全计划的实施会给北京市民带来什么？在食品安全监控中，对源头和运输的控制是难点，北京通过加强对生产基地的建设和控制，来抓好食品安全的源头。奥运会期间，北京对18类食品实施了重点监控，形成一个覆盖各环节的监控网络，为奥运食品安全打好了基础。通过保障奥运食品安全，会进一步提高北京的食品安全监控整体水平，也不会因为奥运会的结束降低北京的食品安全标准，抓奥运食品安全要从抓首都食品安全开始，最大的受益者不是别人，正是一千多万北京市民。

二、"北京宣言"的美好憧憬

2007年11月26日至27日，由中国国家质检总局（AQSIQ）发起并与中国卫生部（MOH）和世界卫生组织（WHO）共同主办的国际食品安全高层论坛在北京举行，来自五大洲40多个国家和地区以及十几个国际组织的高级官员届时将齐聚一堂，共商加强全球食品安全之策。

论坛期间，与会代表围绕"实现食品安全的协调行动"、"关于食品安全行动的信息"、"对食品安全信息和见解的分享"、"关于食品安全的教育和能力建设"、"更好的健康，更畅的贸易"等议题展开了积极讨论。与会42个国家和地区的代表充分交流了各自做好食品安全工作的优秀经验，畅谈加强食品安全工作的新设想，开创了国际间加强食品安全合作的新局面。论坛通过的《关于食品安全的北京宣言》是本次会议最大的亮点。

《北京食品安全宣言》全文如下：

鉴于获得安全食品和适当营养的饮食是每个人的权利，我们认识到：

食品安全监管是一项重要的公共健康职能，旨在保护消费者免受食物中生物、化学和物理危害所引起的健康风险以及其他与食品相关的条件所造成的健康风险；

食源性危害，如果不加以控制，会成为疾病、夭折以及生产力丧失和沉重经济负担的主要原因；

国与国之间以及各国之间在食品安全方面所实施的公平的措施会改善全球食品安全；

全面的食品安全监管体系有利于解决从生产到消费整个食品链中潜在的危害；

食品安全措施应当以充分的科学依据和风险分析原则为基础，并且不应对贸易造成不必要的壁垒；

生产安全的食品是食品产业的基本责任；

教育消费者在家里提高安全食品规范至关重要，以及与消费者进行互动也是重要的，可以确保社会价值和期望值在决策过程中得到考虑。

因此，我们敦促所有国家：

在完整的从生产到消费的法律框架内设立食品安全职能部门，使之成为独立的、让人信赖的公共健康机构；

制定以风险分析为基础的、透明的法规与其他措施，确保从生产到消费的食品供应的安全，并与食品法典委员会以及其他相关国际标准制定机构的指南相协调；

确保充分并有效地实施食品安全法律，尽可能地采用以风险为基础的方法，如危害分析及关键控制点方法；

制定与人和食用动物疾病监控体系相关联的食品与总膳食监测计划，以快速获取食品供应中食源性疾病和危害流行与发生的可信信息；

制定程序，包括与产业相关的追溯及召回体系，以便快速鉴别、调查和控制食品安全事件，并按国际卫生条例（2005）的规定通过国际食品安全管理机构网络（INFOSAN）和《国际卫生条例》国家联络点向世界卫生组织通报相关事件；

在制定、执行和审议食品安全政策与重要事项，包括教育和其他受到关注的问题时，与消费者、食品产业和其他利益攸关方进行有效且持续的沟通与磋商；以及要通过发展中国家和发达国家之间，以及发展中国家之间有效的合作，来加快食品安全能力建设，以确保大家获得更安全的食品。

国际食品安全高层论坛使各国达成这样一个共识：食品安全问题是一个全球性问题，不仅在发展中国家存在，在发达国家同样存在。各国发生的食品安全事件频率差异并不是问题的关键，关键是各国应当携起手来寻找一条出路解决这个问题。《北京宣言》恰恰指出了这样一条道路。《北京宣言》指出，食品安全监管是一项重要的公共健康职能；食源性危害，如果不加以控制，会成为疾病、夭折以及生产力丧失和沉重经济负担的主要原因；国与国之间以及各国之间在食品安全方面所实施的公平的措施会改善全球食品安全；全面的食品安全监管体系有利于解决从生产到消费整个食品链中潜在的危害。

在食品安全问题全球蔓延的今天，各国却在对这一问题的认识和态度上存在着诸多分歧。食品安全是国际贸易中技术性、敏感性非常强的问题，特别是在相关国际标准方面，不同的国家根据自身经济社会发展水平，制订了大量不同于国际标准的国内标准，导致了国际贸易中经常出现国家为标准执行不一样而引发的争端。分歧不仅仅停留在认识和态度上，贸易争端和贸易壁垒往往成为这些分歧的最终结果。

食品安全是世界各国所面临的共同难题，保障食品安全是国际社会共同的责任。国际社会应当加强食品安全领域的国际合作，高度重视食品产地环境保护，尽快建立国际食品安全信息的通报机制，通过友好协商解决国际食品安全问题，正确发挥新闻媒体的舆论监督作用，才是保障我们明天餐桌安全的有效出路。

结束语：我们能为食品安全做些什么

　　"民以食为天"，但是在今天，食品安全已经成为略显沉重的话题。对于每天都要面对的餐桌，每个人都应该认真想一想，我们能为食品的安全做些什么？

　　食品安全的关键首先在于立法。目前我国的《食品安全法》已经出台，其相关配套的法律制度还在制定过程中。即使如此，我国食品安全方面的法律仍有很多不完善的地方，食品安全的法制化管理与国际水平还有不小的差距，我国食品法律体系的框架结构仍有待进一步科学化、合理化。

　　其次，对食品市场治理整顿应痛下狠手，从源头抓起。各职能部门应真正负起责任，不能等事故出来以后再课以重罚，而应防患于未然。同时，应大力提倡绿色食品消费，真正使绿色食品消费尽快形成气候，以提高国民的身体素质。

　　作为一个消费者，也应该擦亮眼睛，把好"入口"。比如购买食品，应该选用正规商场和市场的产品，不要贪小便宜，随意在街头小摊上购买，以免上当；要选购名牌或比较规范企业的品牌食品，尤其对有绿色食品标志的要作为首选；选购食品、饮料时，不能一味贪色贪味，如过白的面粉、馒头、面条，有可能用了过量的增白剂，应谨慎选购；购买蔬菜时，由于一些易于生虫、生虫后又较难防治的蔬菜瓜果常常是农药污染较严重的品种，如小白菜、青菜、鸡毛菜、韭菜、黄瓜、甘蓝、花椰菜、菜豆、芥菜、茭白等，受农药污染的比例最大，要一洗、二泡、三冲，只要经过处理，一般可去掉80%以上的残留农药。

食品安全需要多方面、多部门的通力合作，照目前的情况看，还要很长的一段路要走。我们期待，有一天，我们可以吃水果不担心残留农药，可以吃鸡蛋不担心有毒菌类，可以大块吃肉不担心致癌物质……愿我们每一个人都为之努力，因为努力，将是一种可持续的希望。